Médecins et Patients

L'exercice de la démocratie sanitaire

Collection L'ETHIQUE en mouvement

La réflexion multidisciplinaire dans le domaine de la santé et de la maladie dans un contexte de soins ou de recherche biomédicale est accueillie dans l'espace offert par cette collection.
Cet espace d'accueil appelle les travaux, entre autres, du Laboratoire d'Éthique Médicale, de Médecine Légale et de Droit de la Santé et de la formation doctorale de l'Université Paris Descartes, ainsi que ceux d'autres chercheurs ou universitaires en Éthique issus de groupe de recherche français, canadiens et d'autres pays, notamment européens et du monde de la francophonie.

Déjà parus

* **Fondements d'une réflexion éthique managériale en santé,** (Dossiers), 1996.
* **Ethique médicale ou bioéthique ?** (Cahiers), 1997.
* **L'accès aux soins des populations démunies.** (Brigitte Ménoret-Calles), 1997.
* **Ethique de la recherche et Ethique clinique** (Cahiers), 1998.
* **Une responsabilité de santé publique ? Interfaces européennes Industriels / Utilisateurs,** (Dossiers), 1999.
* **Fiabilité et acceptabilité de la téléradiologie** (Vincent Hazebroucq), (Dossiers), 2000.
* **Visions éthiques de la personne** (Cahiers), 2001.
* **Ethique des pratiques en chirurgie** (Dossiers), 2003.
* **Le consentement dans les pratiques de soins et de recherche en médecine** (Dossiers), 2003.
* **Les éléments du corps humain, la personne et la médecine** (Dossiers), 2005.
* **Recherche biomédicale et populations vulnérables** (Dossiers), 2006.
* **Quelle philosophie de la famille pour la médecine de reproduction ?** (P. Le Coz), (Dossiers), 2006
* **La Métaphore du passage. Le concept de temps chez St Augustin, fondement d'une nouvelle éthique** (P. Nerhot), (Dossiers), 2008
* **Visions comparées de la bioéthique** (Cahiers), 2008

Grégoire Moutel

Médecins et Patients

L'exercice de la démocratie sanitaire

L'Harmattan

5-7, rue de l'École-Polytechnique ; 75005 Paris

http://www.librairieharmattan.com
diffusion.harmattan@wanadoo.fr
harmattan1@wanadoo.fr

ISBN : 978-2-296-07757-7
EAN : 9782296077577

<u>Cet ouvrage est dédié</u>

au Pr Jean Bernard,

au Pr Yves Pélicier,

au Pr Christian Hervé

(Directeur du Laboratoire d'éthique médicale),

au Pr Axel Kahn

(Président de l'Université Paris-Descartes),

au Pr Patrick Berche

(Doyen de la Faculté de médecine Paris-Descartes),

qui ont permis l'essor du champ disciplinaire de l'éthique médicale

au sein de notre Université.

Que cet ouvrage soit également,

pour l'ensemble de mes collègues de Médecine Légale

et de Droit de la Santé,

le témoignage de ma reconnaissance pour l'ouverture

de notre discipline,

aux demandes croissantes de nouvelles réflexions

et de nouvelles régulations

dans les rapports entre médecine et société.

Une mention particulière à Rémy Belhomme

pour le « coaching » éditorial,

indispensable à cet ouvrage,

depuis sa genèse jusqu'à sa mise sous presse.

« Art de réflexion et de conjecture en 1900,
la médecine est devenue une discipline d'action
qui détient aujourd'hui mille pouvoirs de vie et de mort
sur les malades qui lui sont confiés...

Toute décision grave doit être celle de deux hommes,
chacun se mettant à la place de l'autre.
Le médecin n'a pas à imposer autoritairement ses propres vues ;
les désirs profonds du malade comptent autant
que les impératifs techniques
pour la stratégie du traitement. »

Jean HAMBURGER

« L'Aventure humaine »

Sommaire

Préface

" Au cœur de l'éthique médicale,
il faut situer l'établissement du pacte de soins...
fondé sur la confiance;
l'acte dans lequel se noue l'alliance
est consigné dans la prescription "

Paul Ricœur

La relation médecin malade est un lieu particulier, qu'Yves Pélicier assimilait à un sanctuaire. Un lieu sacré par excellence, où se découvrent des êtres faits de chair et de sang, dans leur vulnérabilité intrinsèque. C'est la rencontre d'une similitude et d'une différence. Une rencontre qui interpelle autant celui qui approche le médecin dans son identité, que le médecin lui-même, semblable par sa nature humaine à celui qui vient le consulter, mais également différent, supposé pouvoir apporter son aide à un autre, souffrant.

De cette interaction, le respect réciproque et mutuel s'en suit. Il caractérise ce que Paul Ricœur appelle la sollicitude, dans l'interaction envers l'autre. Les institutions, dans notre champ médical, ont pour but de pérenniser un tel état de sollicitude et l'étendre ainsi à tous les hommes d'une nation. Alors est aussi pérennisée la solidarité – l'accès aux soins, la distribution de soins, en rapport avec les avancées de la science médicale, et leur prise en charge par la collectivité – de tous les individus, dans un esprit de liberté, d'égalité, de justice, voire de fraternité. C'est ainsi qu'il appliquait les considérations éthiques de sa visée du rapport à l'autre - en tant que vie bonne, avec et pour les autres, dans des institutions justes – à ses comportements dans la vie : "Je vis de frontières, de partages et d'emprunts" disait-il.

Cette construction personnelle intègre les dimensions que nous ont léguées les civilisations dont nous sommes les héritiers L'incarnation de ces dimensions définit la personne humaine et une relation éthique avec l'autre, d'autant plus quand il est vulnérable et souffrant. Dans ce face à face, le médecin et son malade appréhendent des notions telles que la solitude ontologique de l'être humain, la fragilité de la vie humaine et la prise en compte de la vulnérabilité d'autrui. Il en résulte un ensemble de choix, rendus possibles par le dialogue établi entre le médecin et le patient souffrant. Il ne s'agit plus de "décisions", telles qu'elles étaient conçues, dans un temps pas si lointain ... c'est un choix entre les possibles de la science médicale d'aujourd'hui, le patient envisageant, avec son médecin, ce qui est faisable, voire, ce qui est supportable.

En effet, la vérité, même médicale, n'est jamais atteinte, et l'incertitude, en termes d'efficacité ou de possible iatrogénie, demeure, à moins d'adopter une posture scientiste, qui ne sied plus. Et comment imposer une solution qui ne considérerait que l'efficacité scientifique d'un traitement, sans tenir compte des convictions et des aspirations de l'autre, l'acte de prescription faisant, alors, fi de la qualité de vie ressentie et voulue par les malades ? D'où, la nécessité de l'humilité du praticien qui connaît ses limites et celles de son savoir, la nécessité de l'écoute d'autrui et de l'assurance d'une compréhension par l'autre, souffrant. C'est à partir de cet échange entre le médecin et son patient, mettant le langage et les signes, vocaux ou corporels, au premier plan, que les questions de l'information et de la communication, tout comme la décision médicale, peuvent être appréhendées. Les normes, sous forme de bonnes pratiques médicales ou de lois, sont alors vécues comme un progrès d'humanisation et un changement de la conception que l'on se fait de la personne humaine et de sa dignité inaltérable.

S'appuyant sur des travaux faisant appel à la multidisciplinarité, Grégoire Moutel explore et analyse dans cet ouvrage les questions essentielles de la médecine d'aujourd'hui : la place des patients dans la relation médecin-malade, mais aussi celle qui leur est faite dans la construction d'une "démocratie sanitaire", telle que l'a conçue le législateur. Il peut alors envisager le pacte de soins - telle une alliance - prôné par Paul Ricœur et étendre sa réflexion au contrat de soins qui, au niveau juridique, régit les professionnels de santé, dans leurs pratiques. Alors, pour cette démocratie sanitaire à construire, il peut - l'ayant fondée sur la liberté individuelle et les droits inhérents à la santé, dans une volonté de responsabilisation des acteurs, mais également de conception d'une société attentive aux plus vulnérables – appréhender une médecine accordant aux patients la place et les conditions nécessaires pour une coopération utile avec les professionnels et les pouvoirs publics.

Le livre de Grégoire Moutel, praticien clinicien et universitaire, incite, ainsi, professionnels et patients à réfléchir sur la finalité et l'évolution du métier de médecin dans une perspective ouverte sur l'avenir et démocratique.

Ch. Hervé

L'exercice de la démocratie sanitaire

I - La Longue Marche
d'une médecine entre science et humanisme

On fait, traditionnellement, remonter à Hippocrate, au Ve siècle av. J.C. l'émergence de la médecine occidentale. Une médecine mettant en œuvre une compétence, fondée sur l'observance et la connaissance, ainsi qu'un certain souci du rapport à l'autre, dans les relations avec les malades.
Certes, d'Hippocrate à la médecine scientifique du XXIe siècle, les rapports du médecin avec son patient se sont modifiés, au rythme des progrès de la science et de l'évolution des consciences. Mais, Hippocrate avait, déjà, exposé toute la difficulté de l'art d'être médecin : "*Il faut,* expliquait-il, *non seulement faire soi-même ce qui convient, mais encore faire que le malade, les assistants, et les choses extérieures y concourent*". Un art guidé par le respect du patient et la pratique d'une médecine rationnelle, attentive aux souffrances des malades.

Le Corpus Hippocratum,
acte de naissance de la médecine occidentale

Né en 460 av. J.C., dans l'île de Cos, en Méditerranée, Hippocrate est une figure marquante du siècle de Périclès, le Siècle d'Or de la civilisation grecque. Il appartenait à une lignée de prêtres-médecins – les Asclépiades – attachés au culte du dieu de la médecine (*Asclépios/Esculape*), et que les malades venaient consulter dans ses temples (*Asclépéions),* dans l'espoir de trouver un soulagement à leurs maux.
A l'encontre d'une approche "divinatoire" de la médecine, Hippocrate opta, pour une pratique médicale "hors des temples", fondée sur une vision plus concrète de la réalité quotidienne, privilégiant l'observation des maladies et de leur environnement. Ayant acquis une grande réputation de praticien, dans l'ensemble du monde grec, il entreprit de diffuser son savoir et son expérience dans de nouvelles écoles de médecine, libérées du contexte religieux. Ses enseignements ont été consignés dans des ouvrages, tant d'Hippocrate, lui-même, que de ses disciple. Le tout a été réuni dans le *Corpus Hippocratum,* divisé en quatre grandes parties :
- les devoirs des médecins (avec le "Serment", prêté par les disciples),
- les traités généraux et philosophiques (la nature de l'homme) ,
- les traités d'hygiène (des vents, des lieux, des eaux…)
- les traités de médecine (maladies et moyens de guérison).

Serment d'Hippocrate

(Version historique)

"Je jure par Apollon, médecin, par Esculape, par Hygie et Panacée, par tous les dieux et toutes les déesses, les prenant à témoin que je remplirai, suivant mes forces et ma capacité, le serment et l'engagement suivants :

Je mettrai mon maître de médecine au même rang que les auteurs de mes jours, je partagerai avec lui mon avoir et le cas échéant je pourvoirai à ses besoins ; je tiendrai ses enfants pour des frères et s'ils désirent apprendre la médecine, je la leur enseignerai sans salaire ni engagement.

Je ferai part des préceptes, des leçons morales et du reste de l'enseignement à mes fils, à ceux de mon maître et aux disciples liés par un engagement et un serment suivant la loi médicale, mais à nul autre.

Je dirigerai le régime des malades à leur avantage, suivant mes forces et mon jugement et je m'abstiendrai de tout mal et de toute injustice.

Je ne remettrai à personne du poison, si on m'en demande, ni ne prendrai l'initiative d'une pareille suggestion ; semblablement je ne remettrai à aucune femme un pessaire abortif.

Je passerai ma vie et j'exercerai mon art dans l'innocence et la pureté. Je ne pratiquerai pas l'opération de la taille, je la laisserai aux gens qui s'en occupent.

Dans quelque maison que j'entre, j'y entrerai pour l'utilité des malades, me préservant de tout méfait volontaire et corrupteur et surtout de la séduction des femmes et des garçons, libres ou esclaves.

Quoi que je voie ou entende dans la société pendant l'exercice ou même hors l'exercice de ma profession, je tairai ce qui ne doit jamais être divulgué, regardant la discrétion comme un devoir en pareil cas.

Si je remplis ce serment sans l'enfreindre, qu'il me soit donné de jouir heureusement de la vie et de ma profession, honoré à jamais parmi les hommes ; si je le viole et que je me parjure, puissé-je avoir un sort contraire".

Tout est dit, dans le Serment, sur la vocation du médecin et l'art de la pratique médicale. Aussi ne faut-il pas s'étonner qu'il ait survécu aux générations de médecins à travers les siècles et qu'il soit, encore aujourd'hui, une référence pour le fondement des valeurs de la médecine. Tout nouveau médecin prête solennellement ce serment (dans une version adaptée aux mœurs du temps), à l'issue de l'obtention de son diplôme, devant ses pairs qui le lui ont délivré.

Selon les enseignements d'Hippocrate, la profession médicale s'est ainsi donnée comme règles :

- l'obligation morale de la connaissance et de la transmission du savoir, ainsi que de la délivrance des soins sur des bases scientifiques,
- l'égalité de la prise en charge des patients, face à la souffrance et à la maladie,
- la préservation de la vie,
- le respect des droits du patient, et, en particulier, celui du secret professionnel, un droit fondamental du malade.

L'affirmation d'une indépendance de la pensée

A la mort d'Hippocrate, (37O av. J.C), la médecine est déjà dotée de ses propres repères et éléments de réflexion. Libérée des croyances religieuses, elle s'inscrit dans une démarche scientifique et humaniste. Le patient est au cœur du dispositif construit autour de la raison, du savoir et de l'expérience. Ce sont ces principes qui vont être repris et développés, d'Athènes à Alexandrie, puis à Rome et enfin dans l'ensemble du monde occidental. La médecine d'Hippocrate, va ainsi finir par s'imposer, au fil du temps. La place faite aux choix et désirs des patients ira *crescendo,* jusqu'à la loi de "Démocratie Sanitaire" du 2 mars 2002 qui, en France, aura pour ambition de sceller un nouveau pacte des rapports du savoir et de la souffrance.

Platon et Aristote, bien que n'étant pas, eux-mêmes, médecins, furent au nombre des premiers propagateurs les plus zélés des principes d'Hippocrate. En appliquant au corps humain sa théorie des quatre éléments naturels – la terre, l'eau, le feu et l'air – devenus le sec, l'humide, le chaud et le froid, Platon montre comment les mouvements qui les parcourent peuvent expliquer les régulations du corps et ses dérèglements. Dans les maladies, l'humide combat le sec, le chaud, le froid, et inversement. Ce sera la base des premiers soins. Il expose, par ailleurs, la théorie des humeurs, mise en œuvre par Hippocrate et ses disciples : le sang, la lymphe ou phlegme, la bile jaune et la bile noire, et conçoit le "pneuma" appartenant à l'air et au feu, qui

caractérise le souffle vital. Le déséquilibre des humeurs est censé expliquer les maladies, en particulier, les troubles mentaux. Une théorie relayée jusqu'au XIXe siècle.
Aristote sera l'artisan de l'évolution des concepts liés au métier de médecin. Il œuvre à la continuité de la transmission du savoir, fondé sur la raison et l'observation. Ce relais, initié à Athènes, se concrétise à Alexandrie dans la volonté d'enrichir le *corpus* médical au sein de la grande bibliothèque. A cette époque, la médecine se veut indépendante, axant ses efforts sur les questions de l'hygiène, de l'alimentation et de l'éducation. Elle s'érige en art de la cité pour contribuer au bien-être et œuvre, aux cotés des architectes, de l'armée, de la peinture et de la sculpture. Dans sa volonté de progrès, la profession médicale s'organise alors autour de deux groupes de pensée : d'une part, les "anatomistes", qui se concentrent sur l'étude du système nerveux central et de la circulation du sang et, d'autre part, les physiciens, les pharmacologues et les toxicologues, qui concourent à la connaissance des mécanismes du corps, des substances et des plantes.

Au 1er siècle av. J.C., dans son traité "*De Arte Medica*", Celse dresse un premier bilan de cette évolution de la pratique médicale, qui permet de définir et de mieux connaître les pathologies. Il les classe en trois catégories: les maladies guéries par simple régime, les maladies guéries par des médicaments et les maladies guéries par action chirurgicale. Cette classification aura un impact majeur sur la relation avec les malades, car elle offre des choix fondés sur une approche thérapeutique plus ou moins lourde, mais aussi plus ou moins efficace. Une démarche qui renforce l'obligation de compétence et de respect des patients, chère à Hippocrate. Celse rappelle que, au nom d'un devoir de rigueur, une intervention sur un patient ne peut être confiée à n'importe qui et dénonce le monde des barbiers et des charlatans.

Au cours des deux premiers siècles après J.C., les médecins vont, ainsi, progressivement, développer leur indépendance et revendiquer, ouvertement, leur liberté de pensée. Rome et l'empire vont, sous leur impulsion, créer des services de distribution d'eau potable, des réseaux d'égouts et des latrines, et initier les prémices de l'hôpital public, avec les premiers établissements de soins pour les pauvres, les infirmes, et les personnes âgées.
Galien, né à Pergame, en 131, incarnera cette volonté d'existence de la médecine. Il donne à la profession médicale un concept central - le concept organiciste - selon lequel "*chaque trouble provient de la lésion d'un organe*". Tout imprégné d'Hippocrate, dont il se voulait l'héritier spirituel, et du principe d'Aristote, selon lequel "*celui qui veut contempler les oeuvres de*

la Nature doit, non pas se laisser conduire par les écrits anatomiques, mais voir par ses propres yeux", il défend l'objectivité scientifique. Galien introduit l'expérimentation dans les pratiques liées à l'exercice de la médecine et la présente comme un devoir. Son approche de la dissection et de l'expérimentation, allant jusqu'à mettre en cause le principe sacré du respect du corps, induit, au sein des rapports de la médecine avec la société, un tournant qui ne sera pas sans incidences sur l'évolution de la relation médecin-malade. C'est tout le champ de la recherche biomédicale appliquée à l'homme qui, en filigrane, se dessine, avec les questions éthiques qui viendront plus tard, comme celles du respect du patient, de son information et de son consentement.

La christianisation de l'Occident va rendre à la religion son emprise sur la médecine. Dès la fin du second siècle après J.C., le raisonnement médical a du mal à s'imposer, face à une incitation permanente à solliciter l'intervention divine pour la guérison des malades. Pratiquée, dans des institutions hospitalières à vocation, avant tout, caritative, et les monastères, par des clercs peu instruits des réalités médicales, la médecine va végéter et perdre toute capacité créative. Il faudra attendre le XIe siècle pour relancer la formation médicale avec la création d'une nouvelle école à Salerne, dans le sud de la péninsule italienne, entièrement consacrée à la médecine, et où, d'autre part, les enseignants ne seront pas des clercs, mais des médecins laïques. Salerne sera, ainsi, le centre d'une renaissance de la médecine, marquée par la publication d'un ouvrage - "Le Régime de Santé" - traitant de l'hygiène, de l'alimentation, de l'activité sexuelle..., preuve d'une nouvelle envie de progresser dans le domaine de la connaissance médicale. Sous son influence, de nombreux clercs, entrant, alors, en conflit avec la hiérarchie ecclésiastique, se passionneront pour la médecine, mettant leur érudition hippocratique au service des malades. Mais, en 1130, l'Eglise de Rome s'émeut de ces manifestations d'indépendance, et le Concile de Clermont interdit l'exercice de la médecine aux membres du clergé.

L'aventure des Croisades, cependant, aura fait prendre conscience, à l'Occident, de ses retards, notamment dans le domaine médical. L'Orient a, en effet, déjà à cette époque, fait considérablement progresser l'art de la médecine, sous l'influence, en particulier, d'Avicenne (980 – 1037). Médecin et philosophe iranien, celui-ci a laissé plus de 200 ouvrages, dans lesquels sont exposés des principes mécaniques, acoustiques et optiques se rapportant, pour partie, à la médecine, et qui, après lui, influenceront fortement l'évolution de la pratique médicale vers la spécialisation. Dans un ouvrage, connu sous le nom de "Canon d'Avicenne", il dresse un état des maladies humaines, avec les correspondances induites entre l'état du corps, les saisons, les humeurs, les âges et les états d'âme. Convaincu de l'influence environnementale dans la pratique médicale, il prend, ainsi, en compte la singularité de la vie des patients dans leur contexte quotidien. Un concept éminemment moderne.

De cette rencontre avec l'Orient, l'Occident conclut à la nécessité d'approfondir les connaissances dans les domaines de la science et de la médecine. Il s'ensuivra la création d'universités, à la réputation rapidement prestigieuse, à Bologne (1188), à Paris (1215) et à Montpellier (1220). Les enseignants sont recrutés, plus pour leurs compétences que pour l'orthodoxie de leurs propos. On assiste alors au développement d'un espace européen du savoir, générateur d'échanges actifs entre universités.

C'est dans ce cadre que va, désormais, s'opérer l'évolution de la médecine, d'autant que la hiérarchie ecclésiastique assouplit ses rapports avec le monde médical. En 1222, l'évêque Guillaume d'Auxerre lève l'interdiction qui pesait sur Hippocrate, Aristote, Gallien, Avicenne... Les études médicales sont structurées dans le cadre d'un *cursus* de 5 à 6 ans, avec l'acquisition de grades successifs, dont chaque étape est marquée par la célébration d'une cérémonie religieuse. L'empreinte ecclésiastique demeure, en effet, encore très profonde dans cette formation, la scolastique tenant une place importante dans un enseignement intégrant, certes, les concepts aristotéliciens, mais dans un strict respect du dogme religieux. Une attitude aux antipodes des principes d'Hippocrate et d'Avicenne, avocats d'une remise en question permanente du savoir, comme source de progrès.

La percée de l'anatomie et de l'anatomie clinique

Quoi qu'il en soit de ses avancées conceptuelles, il manque à la médecine des approches thérapeutiques efficaces. Les grandes épidémies de lèpre sévissent jusqu'au XVe siècle et ce n'est que par des mesures de police que l'on en vient à bout, avec des mesures d'enfermement des malades dans des léproseries ou maladreries. En 1348, la grande peste de Marseille atteste de l'impuissance de la médecine. De même, encore, la seule réponse de la thérapeutique médiévale au "Mal des Ardents" (ergotisme du seigle) réside dans la pratique des bains ... et des dévotions à Saint- Antoine, source de prospérité pour la communauté monastique des Antonins.

La médecine cherche alors son salut, d'une part, dans la botanique, et, d'autre part, dans l'astrologie, dans une conception cosmique de l'homme et de la maladie. Les médecins se rapprochent des apothicaires. On recourt activement aux vertus des plantes. Cette connivence avec les apothicaires fait, certes, grandement progresser, au cours des XIVe et XVe siècles, la botanique, dans le sillage de l'Histoire Naturelle de Pline l'Ancien. Mais, la connaissance des plantes n'aide guère à progresser dans la lutte contre les grands fléaux. Démunis, les "médecins" versent dans le fétichisme, avec des "recettes" dont ils gardent jalousement le secret. S'écartant des principes de l'observation et du raisonnement, la médecine va jusqu'à perdre son âme dans un concept "d'homme zodiaque" : les constellations influencent la santé et l'astrologie règle la thérapeutique. En fait, à la fin du XVe siècle, les "médecins" sont davantage redevables de l'obtention de leur diplôme à leurs connaissances en théologie et en astrologie qu'à leur savoir médical. Les patients sont loin de leurs préoccupations, et, dans ses diagnostics et ses interventions thérapeutiques, la médecine fait souvent fausse route.

Trois hommes vont, au siècle suivant, contribuer à rendre à la médecine un peu de sa crédibilité. Tout d'abord, Jean Fernel (né en 1497) perçoit les limites de la scolastique et propose une nouvelle approche de la physiologie, "*qui traite des fonctions organiques par lesquelles la vie se manifeste et se maintient*". A Vérone, Girolamo Fracastor (né en 1483) établit clairement le mode de transmission des affections et distingue la contagion directe, par contacts avec les personnes contaminées (syphilis, lèpre, tuberculose), de la contagion indirecte, par des "*seminaria*" véhiculés par l'air et les objets usuels (peste). Il démontre le bien-fondé de la mise en quarantaine et introduit, dans la pratique médicale, la prophylaxie, en préconisant des mesures destinées à empêcher l'apparition ou la propagation des maladies. La médecine devient, dès lors, efficace et en mesure de protéger les populations. Enfin, Paracelse (1493-1541) concentre son attention sur les soins à apporter au corps et le traitement des plaies. Son expérience de médecin des mines l'incitera à recourir, dans le traitement des maladies, en particulier de la peau, aux vertus médicinales recelées par certains métaux.

A la même époque, l'engouement, nouveau, pour les planches anatomiques, qui accompagne le mouvement artistique de la Renaissance, d'abord en Italie, puis dans toute l'Europe, va puissamment contribuer à la valorisation de la chirurgie. Longtemps considérés comme des "manuels", barbares et incultes, les chirurgiens vont profiter de la notoriété grandissante des anatomistes pour être reconnus comme appartenant au monde de la médecine. Le flamand Andreas Vesale (1514 – 1564) est une figure symbolique de ce mouvement qui marquera la naissance de la chirurgie moderne. A la fois, médecin anatomiste et artiste, il publie un ouvrage de planches anatomiques (*De Humani Corporis*), dans lequel il allie la mise en valeur du corps humain à la précision et à la rigueur de la description. L'anatomie y apparaît pure, vertueuse, esthétique. Elle est, dès lors, acceptée, à part entière, dans le monde des arts, des lettres, des sciences... puis par la société tout entière. Les autorités civiles et religieuses autorisent la construction de bâtiments spécifiques à la pratique de l'anatomie. Le premier amphithéâtre d'anatomie est créé à Padoue. D'autres suivront, à Montpellier, en 1551, et à Paris, en 1617. Vesale sera nommé Professeur à la demande de Cosme 1er de Médicis, et occupera la chaire d'anatomie à Pise. Un premier pas sur la voie de l'accès de la chirurgie au niveau universitaire.

En France, Ambroise Paré (1509 - 1590) élèvera l'art du chirurgien au rang de celui du médecin. Il impose l'idée que la force de l'anatomie est de déboucher sur des prises en charge thérapeutiques. Chirurgien au service du roi de France, il le suit lors des campagnes d'Italie, où il est confronté aux blessures et lésions provoquées par les nouvelles armes à feu. Il améliore la ligature des vaisseaux, l'adaptation des prothèses, mais, aussi, les techniques d'accouchement. Sa renommée rejaillit sur le Collège des Chirurgiens de Paris. Mais il se garde bien, par prudence et habileté, d'opposer médecine et religion. Ainsi, écrit-il, à propos de l'un de ses patients : "*Je le pansai, Dieu le guérit* ", une formule qui n'était pas sans rappeler la maxime des médecins arabes du moyen-âge : " *Après ce traitement, le malade guérira, si Dieu le veut* ".

En Europe, d'autres praticiens contribuent, également, à la renommée de la chirurgie, avec Guido Guidi (1509-1569) en Italie, Fabrice Hilden (1560-1634) en Allemagne, Felix Würtz (1518-1574) en Suisse, William Clowes (1544-1604) en Angleterre... Longtemps tenue éloignée des temples du savoir, la chirurgie connaît alors un véritable âge d'or.

Parallèlement le savoir scientifique enregistre, lui aussi, une progression certaine. Ainsi, des médecins, précurseurs d'Harvey, travaillent au décryptage du "souffle", qu'ils décrivent en rapport avec les battements du cœur et la circulation du sang, de l'énergie qui le crée, de son rôle. Michel Servetto (1509-1553), médecin espagnol, établit le circuit sanguin veineux, des poumons au cœur, et émet l'hypothèse de la purification du sang par les poumons. Mais, c'était sans compter avec la rigueur doctrinale des autorités religieuses... et Servetto sera brûlé avec ses livres, pour avoir mis en question le caractère divin du sang.

Paris, centre européen
d'une médecine fondée sur l'expérimentation et la recherche

A l'aube du XVIIIe siècle, la raison, associée à une démarche, à la fois, scientifique et humaniste, ouvre la voie à une médecine moderne fondée sur la recherche. La connaissance des maladies doit reposer désormais sur la corrélation d'un signe clinique, observé sur le vivant, et d'une lésion organique spécifique, observée sur le cadavre, lors d'autopsies. Chaque maladie a son - ou ses - caractère spécifique.
Morgagni publie, en 1761, un ouvrage intitulé "Le siège et les causes des maladies, démontrés par l'anatomie", véritable acte de naissance de l'anatomopathologie. Il établit ainsi, par le biais de l'observation anatomique, que les attaques d'apoplexie résultent d'une altération des vaisseaux cérébraux.
François Xavier Bichat, dans son Traité des membranes, en 1801, entrevoit que les organes ne sont pas de simples machines, mais qu'il existe une mécanique humaine, une physiologie et une physiopathologie. Tous ces mécanismes sont à comprendre, à étudier et à mesurer avant d'espérer soigner mieux. La prédominance de la recherche se renforce. Puis viendra Laënnec, qui instrumentalise la main du médecin en le mettant, grâce au stéthoscope, en position de mieux observer, en pratique clinique, sur le vivant.

Avec Hippocrate, la médecine s'était élevée au rang de science d'observation. L'expérimentation préfigure une approche nouvelle. La démarche se fonde sur un principe édicté par Von Haller (1708 – 1777) : "*Aucune expérience, aucune manipulation ne doit être instituée une unique fois ; et le vrai ne se fait connaître que par le résultat constant d'expériences réitérées. Nombreux sont les facteurs étrangers qui s'immiscent dans les expériences ; ces facteurs s'éliminent par la répétition, parce qu'ils sont étrangers, et le phénomène à l'état pur reste*".

Dans cette démarche, l'hôpital joue un rôle essentiel. Lieu de concentration de toutes les pathologies, il rend possible, en y intégrant des laboratoires, la multiplication des observations et des autopsies. Jusque-là voué uniquement à une mission d'assistance et de soins, l'hôpital devient un centre d'enseignement et de recherche, indissociable des avancées de la médecine. De 1800 à 1830, Paris devient le nouveau centre médical de l'Europe. Les étudiants se pressent pour suivre les enseignements cliniques de Pinel, à Bicêtre, de Corvisart, à la Charité, de Laënnec, à Necker, de Broussais, au

Val de Grâce, de Trousseau, à l'Hôtel-Dieu, ou encore, plus tard, de Charcot, à la Salpêtrière.

Dans les années 1850, les sciences exactes et la physiologie étendront le savoir médical à d'autres disciplines (histologie, bactériologie, physiopathologie...), elles aussi fondées, avant tout, sur la recherche. En 1865, dans une *Introduction à la médecine expérimentale*, Claude Bernard décrit une médecine fondée sur les preuves, mais assortie d'une réflexion sur leurs limites, dans le champ du vivant, compte tenu des influences comportementales et environnementales. Il pense que l'anatomie ne peut tout expliquer, et que la notion de fonction doit être rattachée aux concepts de besoin et de régulation. L'organisme accélère ou ralentit pour assurer sa vie, sa survie, selon les besoins. Il croit, en particulier, à la théorie des contraires, chère à la médecine hippocratique, mais veut l'asseoir sur des bases fiables et des preuves, ce qui l'amènera à décrire les rôles antagonistes des systèmes nerveux, sympathique et parasympathique, comme systèmes de régulation liée à l'innervation. L'influence de l'environnement est prise en compte, celle des sécrétions internes (hormonales) et externes (sudoripares), également.

Claude Bernard développe le schéma "observation, hypothèse, confirmation/infirmation ". Cette méthodologie scientifique lui permet de faire progresser la physiologie. Il montre que la vie des êtres vivants est celle de leurs éléments anatomiques et décrit, en particulier, le rôle du sang, dans la vie et le développement des cellules, ainsi que dans la régulation de l'ensemble du corps. Réduisant, lui-même, sa capacité d'action à "*connaître la loi des phénomènes, prévoir et diriger ceux-ci par certains principes spéciaux d'expérimentation*", il a conscience de la fragilité de la connaissance dans le domaine médical, et estime que "*les théories sont tellement défectueuses dans cette science, qu'il y a, dans l'état actuel des choses, autant de possibilités pour découvrir des faits qui les renversent, qu'il y en a pour en trouver qui les appuient*". C'est pourquoi, il propose des méthodes de recherche préfigurant la notion actuelle de multidisciplinarité : "*La vérité unique, dont la recherche est le but de la science, ne sera atteinte que par unè pénétration réciproque de toutes les sciences*".

Une méthode appliquée par Pasteur. Convaincu que, pour progresser sur le chemin du savoir scientifique, il faut associer différentes disciplines, il soutiendra deux thèses, l'une de chimie, l'autre de physique. Après être parvenu à la conclusion que "*La vie est fonction de la dissymétrie de l'Univers*", il déclare, le 5 novembre 1860, devant l'Académie des Sciences (dont il n'est pas encore membre) : "*Ce qu'il y aurait de plus désirable serait de conduire assez loin ces études pour préparer la voie à une recherche sérieuse de l'origine des diverses maladies.*" Ayant découvert le rôle des microorganismes dans les fermentations, il travaille sur l'immunisation, chez l'homme et les animaux, contre les microorganismes responsables de maladies graves, comme Jenner l'avait fait pour la variole. En 1880, après avoir vacciné (avec succès) des poules, contre le choléra, il adapte le principe de la vaccination à d'autres maladies, comme le charbon, chez le mouton, ou le rouget du porc. De 1880 à 1885, il se consacre à l'étude de la rage et émet alors une nouvelle hypothèse, celle du pouvoir curatif de la vaccination. Ayant procédé à la vaccination de chiens déjà inoculés ou mordus, il constate qu'ils résistent à la maladie : le vaccin est donc, non seulement, préventif, mais aussi curatif. Il ne reste plus qu'à opérer un transfert de la même démarche, de l'animal à l'homme. N'étant pas, lui-même, médecin, Pasteur s'associe, pour cela, à un professeur de la Faculté de Médecine, le Dr Grancher. Le test effectué, en 1885, dans le cadre du traitement d'un cas de rage, déclaré chez un enfant, le jeune Joseph Meister, s'étant avéré positif, les demandes de vaccination vont se multiplier. En un an, sur 1726 malades traités, on n'enregistre que 10 décès. C'était là un premier pas sur la voie royale que la vaccination allait ouvrir, d'abord, à la médecine curative, puis, à la médecine préventive, y compris, aujourd'hui, en cancérologie, contre certains cancers, tel, chez les femmes, celui du col de l'utérus, dont on sait qu'il est causé par un virus qu'une vaccination préventive permet de combattre.

Cette confirmation de la capacité de transposition de la recherche animale à l'homme ouvrait la voie à une médecine fondée sur la recherche clinique. La médecine allait, ainsi, à l'orée du XXe siècle entrevoir, ce qu'elle recherchait depuis toujours, la possibilité de dispenser des soins, enfin, efficaces. Mais il faudra attendre la seconde moitié du siècle, pour que cette évolution devienne significative avec la découverte des antibiotiques, des psychotropes, des anticancéreux... et la mise sur le marché d'un nombre croissant de médicaments efficaces. Dans le même temps, le développement rapide de techniques d'investigations de plus en plus performantes (artériographie, endoscopie, scanner, IRM...) permet une exploration de plus en plus profonde du corps humain. De nouveaux domaines sont explorés : la biologie moléculaire, la génétique, l'immunologie... A partir des années 1960, la médecine va faire un véritable bond en avant avec l'avènement de la biologie moléculaire. Cette méthodologie va permettre de comprendre les mécanismes moléculaires de la cellule, de la bactériologie et de la virologie, de l'immunité, des cancers, des maladies dégénératives. Ce qui entraîne un

L'ETAPE ULTIME

La Médecine Prédictive

La génétique a fait franchir un pas de plus à la pratique médicale, avec la médecine prédictive. Le fait de connaître les caractéristiques génétiques de chaque être humain rend, désormais, possible l'évaluation individuelle de facteurs de risques pathologiques, c'est-à-dire, la capacité de chacun à contracter une maladie liée, totalement ou partiellement, à un dysfonctionnement génétique.

Des facteurs de risques génétiques sont détectables chez l'adulte, le fœtus, et même sur l'embryon, par simple prélèvement de quelques cellules. Plus ou moins fiables, selon qu'il s'agit de maladies monogéniques dominantes (un seul gène provoque la maladie) ou d'affections polygéniques et multifactorielles (pour lesquelles il ne s'agit que d'une prédisposition) les tests pratiqués concernent, d'abord, les maladies fréquentes, telles que le cancer du sein ou du côlon, le diabète, les maladies cardio-vasculaires... Ces tests n'ont qu'une valeur prédictive. La pratique médicale implique, donc, la plus grande prudence, en raison du potentiel de nuisance recélé par le mésusage politique, économique ou social qui pourrait en être fait (assurances, droit au travail, exclusion sociale).

On est, dès lors, ainsi que le soulignait le Pr. Jean Bernard, (alors Président du CCNE) à la limite d'un classement des êtres humains à partir de critères biologiques. Les tests de prédisposition peuvent, en effet, remettre en cause la distinction traditionnelle entre malade et bien-portant, avec l'introduction de celle de malade potentiel ou de futur malade repérable. La médecine débouche ainsi sur une nouvelle problématique : la gestion d'une donnée prédictive concernant un patient apparemment en bonne santé.

Soignants et patients se situent, ainsi, dans un contexte totalement inédit, celui de la médecine prédictive, positive à de nombreux égards, mais avec des risques de dérives à ne, surtout pas, sous-estimer, voire nier. De nouveaux questionnements sont au cœur des prises de décision et l'on pressent bien que les patients, en termes de démocratie sanitaire, requièrent de leurs interlocuteurs, outre la compétence technique et biologique, l'attention psychologique requise et l'assurance d'une protection sociale adaptée, dans le cadre du respect du secret médical et d'une gestion responsable d'informations à fort impact familial et sociétal.

changement d'échelle considérable dans toutes les disciplines de la médecine, avec une nouvelle grille de lecture de la physiologie et de la pathologie, et de nouvelles perspectives thérapeutiques.

De l'association de la médecine à la technique et à la science va émerger la bio-médecine, qui permettra de remporter d'incontestables succès dans la lutte contre les maladies infectieuses et les maladies métaboliques, dans le traitement de nombreux cancers, dans les méthodes d'explorations médicales, et dans l'amélioration des techniques chirurgicales. Dans les années 1970, la notion de pathologie génétique et de pathologie biologique, émerge, avec la médecine prédictive et la thérapie génique.

La prise en compte du patient par une médecine sous contraintes

L'avènement de cette médecine, qualifiée de moderne, va ramener sur le devant de la scène l'autre acteur, incontournable, de la pratique médicale : le patient. Durant les vingt siècles - deux millénaires! – d'exercice de la médecine par une profession en recherche d'identité et d'efficacité, celle-ci avait quelque peu traité de haut ce partenaire, passif et consentant pourtant l'objet de toutes les attentions d'Hippocrate. C'est Laënnec, au début du XIXe siècle, qui soulignera la nécessité de se livrer à des observations minutieuses sur le mode de vie des patients et le déroulement de la maladie. Ainsi que se développe le concept de la spécificité des maladies et de leur causalité, en liaison avec le vécu du patient. Un message relayé par Broussais.

Des approches, certes, très organicistes, qui permettent, néanmoins de voir en quoi ces données interfèrent avec les pathologies et leurs évolutions. Sont alors considérées, non plus exclusivement les ressources corporelles du patient, sa constitution et ses capacités physiques, mais aussi, son désir de vivre, son "moral", c'est-à-dire ce qui est à la base même de la relation du médecin avec son patient. Et le médecin ne peut agir sur ce moral que s'il tisse, avec son patient, une relation fondée sur l'écoute, l'aide et la confiance. La question de la place du patient est ainsi posée sous un angle nouveau. Il va, désormais, s'agir d'une médecine confrontée certes, aux interrogations individuelles du patient sur son corps, son mal-être et ses exigences propres, mais aussi, à celles de la collectivité, sur le plan de la protection de la santé, avec les perspectives ouvertes par les médecines préventives et prédictives, et les enjeux économiques et politiques qu'elles entraînent. Vient ainsi le temps de "la santé pour tous", avec une exigence de soins qui, dès lors, ira *crescendo.*

Organisée sur une base marchande, dans laquelle le patient est aussi un client, la médecine doit évoluer et proposer des alternatives de prévention ainsi que répondre à une demande massive de santé, sans mettre en péril la solvabilité des individus ou de la collectivité. Forte d'un savoir en constante évolution, et aussi d'une complexité croissante, la médecine s'appuie sur un capital de "confiance" pour mettre en avant un pouvoir de décision, auquel le patient ne peut guère opposer que... le droit de choisir son médecin, à la condition que son état de santé et son environnement lui en laissent le loisir. Les interventions de protagonistes différents, liées au morcellement de la chaîne des soins, et la présence de multiples intervenants autour du patient ne font que renforcer ses risques d'isolement. Le Pr J. Hamburger, dès les années 1970, s'en était inquiété, estimant que, "*entre le praticien et le malade, des intrus se sont glissés : machines à explorer, appareils de traitement, examens multiples de laboratoire, interventions de spécialistes. Ces intrus sont, certes, le fondement même du progrès, qui permet de guérir ceux qui étaient, hier encore, condamnés, mais ils risquent de distendre le lien singulier qui unit malade et médecin*". La prise en charge d'un patient est devenue un travail d'équipe, avec de fortes contraintes économiques. Faire vivre la dimension humaine dans ce contexte ne peut venir que de professionnels s'appuyant sur de nouvelles règles de bonne pratique.

Pour rétablir les équilibres ainsi rompus dans la relation médecin-patient, la puissance publique est intervenue sur un double plan. D'une part, elle s'est efforcée de veiller au respect du principe du droit à la santé pour tous, par la prise de mesures spécifiques et, finalement, l'instauration d'une couverture médicale universelle (CMU). D'autre part, elle a élaboré un ensemble de lois et mesures, dont la loi du 4 Mars 2002, sur les Droits des patients, dite Loi de Démocratie Sanitaire, est l'aboutissement.

C'est cette loi qui, désormais, en France, encadre la relation médecin-patient. Face à une médecine bénéficiant d'un pouvoir renforcé par la science et la technique, le législateur a souhaité donner, au patient, la parole et les moyens d'exercer les droits inaliénables attachés à sa qualité d'être humain. A l'épreuve des faits, il est légitime de se demander si la démarche est aussi fondée qu'elle paraît l'être, et si, par souci d'équité et de priorité accordée à une protection accrue du patient, le curseur n'a pas été poussé un peu loin, au point de faire douter d'elle-même une médecine en pleine mutation, et, *in fine*, de porter atteinte à la qualité des soins.

II - Le consentement aux soins : la relation médecin-patient... sous influences

Jusqu'en 1936, la relation médecin-malade n'avait d'autre statut que celui d'une simple rencontre entre deux particuliers, et l'on en référait, en cas de conflit et de mise en cause de la responsabilité professionnelle, à deux articles du Code civil, qui précisait que :

> *" Tout fait quelconque de l'homme qui a causé à autrui un dommage, oblige celui par la faute duquel il est arrivé, à le réparer».*
>
> *" Chacun est responsable du dommage qu'il a causé, non seulement par son fait, mais encore par sa négligence ou son imprudence ".*

En cas de conflit, la responsabilité du médecin était, ainsi, appréciée par rapport à une situation "de fait", liant le médecin à son malade ou à l'institution de soins. L'établissement, dans un cadre juridique, de la notion de "contrat", en médecine, n'est apparu nécessaire qu'après que la Chambre civile de la Cour de Cassation ait exposé clairement que *"Il se forme entre le médecin et son client un véritable contrat comportant, pour le praticien, l'engagement, sinon bien évidemment de guérir le malade, du moins de lui donner des soins, non pas quelconques, mais consciencieux, attentifs et, réserve faite des circonstances exceptionnelles, conformes aux données acquises de la science. La violation, même involontaire, de cette obligation contractuelle est sanctionnée par une responsabilité de même nature, également contractuelle* » (Arrêt du 20 mai 1936, dit "Arrêt Mercier").

Le Consentement face à la Légitimité thérapeutique

Du fait de cette définition "contractuelle" de la relation médecin-patient, la responsabilité du médecin peut dès lors être engagée. Et dans les critères de validité du contrat, tels que définis par le Code civil, outre la capacité de contracter (médecin diplômé et inscrit au Conseil de l'Ordre, d'une part, et patient majeur juridiquement capable, d'autre part) et le but thérapeutique, figure, également, le consentement du patient. Le consentement s'immisce donc dans cette approche juridique du "contrat médical".

A partir de 1936 - et d'autant plus après les exactions médicales, sous le régime nazi, en Allemagne - le consentement devient un élément central des débats sur la nature de la relation médecin-patient. La primauté du consentement est mise en avant et rappelée par le Droit et la déontologie médicale. Mais un débat s'ouvre, alors, avec les cliniciens. Le Droit, à tort ou à raison, pourrait laisser croire que la logique du consentement est un absolu et qu'elle primerait sur tout autre logique, médicale ou psychologique, faisant, naître tensions et, parfois, incompréhensions. En effet, dans de nombreuses situations cliniques (souffrances psychiques, douleurs extrêmes, crainte d'effets néfastes ou secondaires à la suite d'une intervention médicale ou chirurgicale, aptitude du patient), l'application pratique de la démarche de consentement peut, pour le praticien, comme pour le patient, déclencher des risques de blocage dans le déroulement du processus thérapeutique.

L'incompréhension est également liée au fait, qu'en pratique quotidienne, la conception juridique du consentement "écrit" est perçue, par les médecins, comme relevant d'un formalisme, étranger à la tradition d'oralité de leur profession. Le médecin, par sa culture et sa formation, a toujours appris que sa légitimité à intervenir reposait, avant tout, sur le but thérapeutique de l'intervention, avant même toute notion de consentement du patient. Jusqu'aux années 1930, une conception de "toute puissance " de la médecine a pu illustrer la pratique médicale, le médecin sachant et faisant, par définition, ce qui était bon pour le patient. La légitimité thérapeutique suffisait pour justifier une intervention, et le Droit, d'ailleurs, confirme toujours cette légitimité. En portant atteinte à l'intégrité de la personne humaine, en dehors de toute référence thérapeutique, le praticien relevait – et relève encore - de l'application des sanctions prévues par le Droit pénal.

Pour les médecins, la formalisation écrite du consentement (souvent inadaptée, comme le soulignent de nombreux travaux), n'a de raison d'être que dans des situations spécifiques, fort rares pour la grande majorité des cliniciens : la recherche biomédicale, les interventions à risques… ainsi que dans les cas, très particuliers, de dons d'organes chez donneurs vivants, de projets de couple en procréation médicalement assistée, ou, encore, de recherches génétiques impliquant des patients, notamment dans les perspectives de développement de la médecine prédictive. En dehors de ces situations, le patient adhère, généralement, à la démarche de soins proposée par le médecin, et le consentement reste donc, dans la majorité des cas, implicite et tacite. La notion de contrat (au sens juridique du terme) s'inscrit, dès lors, dans la relation formelle caractéristique de la banalité ordinaire de la consultation. Il peut, d'ailleurs, difficilement, en aller autrement, car la logique première du médecin est d'être dans l'oralité et la relation, afin d'écouter, d'examiner, puis de proposer des investigations pour diagnostiquer, et, enfin, d'organiser les soins qui s'imposent. Si la consultation devenait un lieu de contractualisation rigide, ce formalisme serait permanent, dévoreur de temps et, finalement, de nature à altérer profondément la démarche médicale.

Cette subtilité de la relation médecin-patient a d'ailleurs été prise en compte dans l'Arrêt Hédreul de 1997. Dans cette affaire, la Cour de Cassation a cassé et annulé le jugement d'une Cour d'Appel concernant une perforation intestinale, suite à une coloscopie avec ablation de polypes. Dans un premier temps, la Cour d'Appel avait débouté le plaignant, en estimant qu'il devait apporter la preuve que le médecin ne l'avait pas averti de ce risque de complication, suivant en cela une jurisprudence constante depuis l'Arrêt Mercier de 1936. La Cour de Cassation, dans son arrêt, confirme une obligation particulière d'information, du médecin vis-à-vis de son patient, mais établit, également, que c'est au professionnel qu'il incombe de prouver qu'il a exécuté cette obligation et a, de ce fait, inversé la charge de la preuve, le patient s'en trouvant, dès lors, déchargé.

Néanmoins, il faut noter que la Cour intègre la réalité de ce qu'est le déroulement d'une consultation, en précisant que les modalités de la preuve restent libres. Selon l'Arrêt de 1997, la preuve de l'information peut être apportée par tous les moyens, hormis les cas où une disposition légale spéciale impose une procédure particulière, comme le recueil d'un consentement écrit, par exemple. Les modalités de la preuve ressortent, certes, de l'écrit, mais aussi de témoignages, de constats, favorables ou non (tenue du dossier médical, outils d'information à disposition des patients, durée des consultations, nombre de consultations, nombre d'avis médicaux...), d'aveux ou de serments. Est ainsi reconnue, y compris par le Droit, l'impossibilité de faire rentrer la relation médecin-patient dans un formalisme contractuel rigide. Il apparaît, au contraire, nécessaire de permettre que puissent être intégrées les spécificités individuelles, et d'adapter la démarche médicale au cas par cas.

Les conséquences de cet arrêt auraient pu être des plus néfastes. En transférant sur les soignants la charge de la preuve de l'information, le risque était d'entraîner un passage quasi-automatique du consentement oral au consentement écrit. Cette tendance s'était, d'ailleurs, manifestée, dès 1998, dans les structures de soins, suite aux décisions de justice, avant de régresser, grâce aux efforts conjoints des magistrats et des médecins. Le risque était, aussi, de substituer au climat de confiance, indispensable à la relation médicale, un état de méfiance, l'engagement écrit étant largement significatif d'une prudence, qui sied mal au traitement de pathologies complexes, pour lesquelles la prise de risque est souvent, naturellement, fréquente.

Un consentement réputé "libre" et "éclairé"

Nonobstant ces mises au point de la Cour de Cassation, le consentement est, en Droit, le critère essentiel de validité du "contrat" liant le médecin à son patient. Il doit être *libre* et *éclairé.*

Jusque dans les années 1980, il était admis que le malade disposait, essentiellement, de deux " libertés " : le choix du médecin et le droit de refuser des soins. La première est considérée – encore aujourd'hui, et nonobstant les obstacles qui, de fait, en limitent l'exercice - comme la part de choix dont le patient dispose réellement. A lui seul, ce choix détermine un processus de confiance qui l'incite, de fait, à se plier à l'*ordonnance* de "son" médecin. La notion de confiance comme ciment de la relation médecin-patient ne contredit, d'ailleurs, en rien l'exigence de qualité que requiert cette relation. La seconde était plus complexe. Le droit de refus de soins n'allait pas sans susciter des questions sur la légitimité même du choix.

Le patient était ainsi, traditionnellement, perçu comme un "patient vertueux ", attentif aux propositions d'un médecin "vertueux ", dont l'action ne pouvait être malfaisante. Dans ce schéma, le patient n'était donc guère en situation de faire des choix. Non pas, à quelques exceptions près, en raison de "l'autorité" médicale, mais bien plutôt de l'acceptation, par les médecins, de la délégation de décision qui leur était reconnue, de fait, par les patients et leurs proches. Bien plus complexe que l'expression du seul désir d'affirmation d'un savoir et d'un pouvoir, l'autorité médicale exprimait véritablement la conscience de la responsabilité assumée, particulièrement dans l'hypothèse de choix complexes ou douloureux. Le Président de l'Ordre des Médecins déclarait, en 1950 : *"Tout patient est et doit être pour lui (le médecin) comme un enfant à apprivoiser, non certes à tromper - un enfant à consoler, non pas à abuser - un enfant à sauver, ou simplement à guérir à travers l'inconnu des péripéties".* Le propos, peut paraître aujourd'hui quelque peu paternaliste, dans un contexte de politique volontariste d'éducation à la santé, d'information du patient, de participation des associations de malades à la recherche biomédicale, et de vote d'une loi, le 4 mars 2002, relative aux droits des patients.

Une prise de conscience, de plus en plus aiguë, oriente, en effet, aujourd'hui, tous les acteurs de la santé vers des processus de dialogue et de co-décision. Au cours des dernières décennies, les médecins ont grandement modifié leur attitude. L'habitude de décisions unilatérales a été abandonnée au profit de nouvelles règles et procédures, issues du rapprochement et de partenariats avec les associations de patients, en particulier celles, fort actives, de patients atteints par le VIH ou le cancer.

Consentir, c'est, par définition, adhérer à une proposition. Dans le domaine particulier du consentement médical, la loi précise qu'il doit être "éclairé", c'est-à-dire donné en toute connaissance de cause. Ce qui implique, véritablement, l'association explicite du patient et du médecin. Communément admise, aujourd'hui, cette notion n'a pas été spontanément reconnue. Les propos du Président de l'Ordre National des Médecins, tenus, en 1950, à l'Académie des Sciences Morales et Politiques, en portent témoignage : " *Le consentement éclairé du malade,* déclarait-il, *n'est, en fait, qu'une notion mythique. Le patient, à aucun moment, ne connaissant, au sens exact du terme, vraiment, sa misère, ne peut, vraiment, consentir, ni à ce qui lui est affirmé, ni à ce qui lui est proposé, si du moins nous donnons à ce mot de consentement sa signification habituelle, d'acquiescement averti, raisonné, lucide et libre* ". Ces propos un peu abrupts avaient, néanmoins, le mérite de poser clairement la question et de conduire à s'interroger sur la nature réelle d'un consentement donné par un patient en état de vulnérabilité, et, qui plus est, en situation d'infériorité sur le plan du savoir et de la compétence, en raison de données médicales et scientifiques de plus en plus complexes. Ils n'en exprimaient pas moins une interrogation qui perdure aujourd'hui dans les pratiques de soins. Que signifie le recueil du consentement, face à des patients fragiles, particulièrement lorsqu'il s'inscrit dans une logique administrative ou juridique, dans laquelle le patient s'en remet, encore et toujours, parfois même aveuglement, à l'avis de son médecin, bien loin de la conception de partenariat actif, désormais recherchée, entre le médecin et son patient ?

La médecine, en effet, n'est plus régie par le seul principe de bienfaisance qui, au moins de ce côté de l'Atlantique, avait imprégné la pratique médicale pendant plus de deux millénaires. Aujourd'hui, la relation entre médecins, soignants et patients, peut se définir comme une relation dans laquelle il faut préciser les attentes, le contenu, la mise en œuvre des soins et leurs limites… à travers l'information et le consentement. Le consentement est donc, de ce point de vue, d'abord, un acte de relation et de pédagogie. Ce sont ces éléments qui vont amener, en particulier grâce à travers la réflexion entreprise sur l'éthique médicale, la médecine à considérer le patient comme un partenaire et un acteur du soin. La question du rapport à l'autre, dans la relation médecin - patient, est posée, dès lors, essentiellement, en termes d'appel à l'intelligence du sujet et à sa capacité de raisonner et de faire ou d'accepter des choix.

Autonomie et Consentement

La presse s'est fait l'écho, début 2007, du cas d'une jeune américaine qui, quelques années après une naissance normale, s'était révélée atteinte d'un handicap profond, psychique et moteur. A 9 ans, la fillette, souffrant, selon les spécialistes, d'encéphalopathie statique, d'origine inconnue, était à un stade de développement physique et mental impliquant la dépendance totale. Incapable de s'exprimer et de se mouvoir, elle "vivait", semblable à une poupée que l'on déplaçait, couchée sur un oreiller. D'où le surnom de "Pillow Angel" qui lui avait été donné.

A la demande des parents, un traitement aux œstrogènes fut entrepris pour arrêter la croissance de l'enfant, en même temps qu'était effectuée une hystérectomie (ablation de l'utérus) et bloqué le développement des seins. La requête des parents, auprès du corps médical, s'appuyait sur la crainte d'avoir à assumer le handicap de leur enfant, à sa taille d'adulte.

Cette affaire est l'illustration même des dérives auxquelles peut conduire la priorité absolue accordée au principe d'autonomie du patient (ou des personnes habilitées à décider en ses lieu et place) dans la décision médicale. Toute notion de respect de la personne a disparu, laissant le champ libre à toutes sortes d'expériences. Quels arguments, même d'essence pseudo humanitaire, pourraient justifier l'instrumentalisation d'un être humain à la demande d'une collectivité en perte de repères ?

En corollaire, cette affaire met en évidence, un autre aspect du problème, rarement évoqué : le consentement de l'autorité médicale. Lorsqu'il est le porteur et le futur exécutant de la démarche "thérapeutique" proposée, le médecin, partenaire au "contrat" est, par définition, consentant. Il en va tout autrement lorsque la décision émane d'une proposition du patient lui-même. Le médecin est en droit de refuser de souscrire à des demandes exorbitantes des bonnes pratiques médicales. Par son adhésion, il cautionne la primauté d'un choix individuel, parfois effectué à l'encontre des principes de responsabilité et de solidarité au cœur de l'action médicale, et se rend complice de leur transgression.

C'est pourquoi la question de la relation est au cœur du rapport entre soignant et soigné, relation faite d'explications nécessaires, mais adaptées à chaque situation clinique. Cette adaptation personnalisée est d'autant plus nécessaire, lorsqu'il s'agit du consentement d'une personne fragile, vulnérable et que la décision médicale s'effectue au sein d'une relation asymétrique opposant un savoir et une technique à une... attente. L'introduction, dans la loi du 4 mars 2002, des notions et principes régissant l'institution du consentement a répondu à une demande des patients et de leurs associations. Elle avait été précédée de La Charte des droits fondamentaux de l'Union Européenne, établissant que le consentement libre et éclairé de la personne devait être respecté dans toute situation. Par ailleurs, en vertu de la Convention d'Oviedo, signée par la France le 4 avril 1997, une *"intervention dans le domaine de la santé ne peut être effectuée qu'après que la personne concernée y a donné son consentement libre et éclairé"*.

L'inviolabilité de la personne

L'obligation de consentement *"libre"* et *"éclairé"* n'a pas, partout, la même résonance. Aux Etats-Unis, elle relève de la tradition juridique du contrat très formalisé, fortement relayée dans le domaine de la santé par les pressions de groupes sociaux, les demandes d'associations de patients, et l'intervention fréquente de conseillers juridiques. Cette approche pourrait apparaître comme le témoignage d'une réelle prise en compte de l'autonomie et du respect de la personne. L'idée sous-jacente n'est-elle pas, plutôt, que cette forte connotation juridique conforte, certes, l'autonomie du patient, mais, lui fait, aussi, endosser une responsabilité, derrière laquelle les médecins et la société peuvent aisément s'abriter. L'autonomie, en effet, c'est, dans ce contexte, la capacité et la liberté d'avoir des préférences personnelles... et de les assumer. Chacun est maître absolu de son corps et agit au mieux de ce qu'il juge être son intérêt, jusqu'à pouvoir lui reconnaître une valeur marchande, négociable à tout moment, globalement ou partiellement (gestation pour autrui, vente d'organes ou de produits...). Poussée à l'extrême, cette logique de l'autonomie l'emporte même, pour des raisons philosophiques, idéologiques, religieuses ... ou autres, sur l'obligation, pour le médecin, de préservation de la vie, en cas de refus de soin, par exemple.

Dans la culture latine, en revanche, la capacité et la liberté de consentir impliquent le respect de principes et de choix établis au nom de la collectivité, tels, en France, ceux de la non commercialisation d'éléments ou de produits du corps humain, de respect de l'intégrité de la personne et de préservation de la vie. La marge de négociation s'en trouve d'autant plus restreinte, et il est parfois possible, pour l'autorité médicale, au nom de tels principes, d'imposer ses préconisations (traitement ou autre),

A travers ces exemples, on perçoit bien comment, dans le système anglo-saxon, l'obligation morale des médecins est liée à la primauté du respect des choix privés. L'Etat et la puissance publique n'ont pas à se substituer à l'individu. Dans une conception latine, plus solidaire, la liberté d'action des patients ne peut aller à l'encontre de principes et de règles de service public, établis par et pour la collectivité. Au-delà de ces divergences, le consentement *Libre* et *éclairé*, ne se conçoit pas, en tout état de cause, sans référence à cette prise en compte de l'autonomie de la personne appelée à consentir.

L'évolution historique de la place du consentement dans le Droit de la santé souligne combien le droit des individus de ne pas subir d'atteinte à leur corps est un droit fondamental, reconnu dans les sociétés occidentales. En France, la loi du 4 mars 2002, relative au droit des patients, s'inscrit dans cette volonté d'un renforcement de l'autonomie juridique des patients.

III- L'Information : un préalable nécessaire à tout consentement *libre* et *éclairé*

L'information du patient fait partie intégrante de la relation médecin-malade. Le caractère éminemment spécifique de cette information, et le fait qu'elle soit dispensée dans le cadre, tout à fait unique, de la relation médecin-patient, dans laquelle une personne s'en remet à une autre pour soulager sa souffrance, constituent, pour le médecin, le fondement du pacte de soin.

L'information du patient est d'abord un échange

Au-delà des règles et des formalismes, la démarche d'information fait appel à la capacité de compréhension du sujet, confronté au discours médical. On peut ici vraiment parler de "compréhension", au sens étymologique du terme: le patient "prend avec" lui les éléments qu'on lui donne, les confronte à son vécu, à ses appréhensions, et donne de sa maladie une représentation avec laquelle il va pouvoir vivre et qui sera à la base de son dialogue avec le médecin.

L'information du patient ne peut être, en effet, réduite à un monologue, à sens unique. Elle est, d'abord, un échange qui évitera, au praticien, de verser dans des travers techno-scientifiques, et lui fera trouver les mots et les images qui "parleront" au patient, indispensables pour une information adaptée à la spécificité de la personne, à son vécu. C'est toute la différence entre une information standardisée, juridique et normative - que le patient peut, désormais, acquérir, via de multiples médias et Internet - et l'information intégrée dans un acte relationnel de soins, seule susceptible d'apporter à ces patients "pré-informés" la sérénité qu'ils attendent d'un interlocuteur averti. La manière dont ils parlent de leurs antécédents de santé et de l'affection concernée témoigne de ce décalage entre la représentation qu'ils en ont, les mots qu'ils emploient et les informations, vraies ou fausses, qu'ils ont glanées. C'est toute la difficulté d'une information sur laquelle, pourtant, repose la légitimité du consentement recherché.

Nombre de recommandations, nationales et internationales, traitent de l'obligation, faite au praticien, d'informer son patient. Le Code de déontologie médicale, édicte, ainsi que *"le médecin doit, à la personne qu'il examine, qu'il soigne ou qu'il conseille, une information loyale, claire et appropriée, sur son état, sur les investigations et les soins qu'il lui propose.*

Tout au long de la maladie, il tient compte de la personnalité du patient dans ses explications et veille à leur compréhension. Toutefois, dans l'intérêt du malade et pour des raisons légitimes, que le praticien apprécie en conscience, un malade peut être tenu dans l'ignorance d'un diagnostic ou d'un pronostic grave, sauf dans le cas où l'affection dont il est atteint expose les tiers à un risque de contamination. Un pronostic fatal ne doit être révélé qu'avec circonspection, mais les proches doivent en être prévenus, sauf exception, ou si le malade a, préalablement, interdit cette révélation, ou désigné les tiers auxquels elle doit être faite".

Ainsi décrite, l'obligation d'informer ne fait guère référence à la nécessité du dialogue, seul capable d'éclairer le praticien sur l'attente de son patient. Le premier soin du médecin, lors de ce que l'on appelle "l'entretien médical", n'est-il pas de laisser le patient exposer ses malaises et son attente, et recueillir ainsi les éléments d'orientation de l'information à délivrer ?

Deux types de situations peuvent se présenter, dans la pratique médicale, selon qu'il y a, ou non, un choix entre différentes hypothèses diagnostiques et/ou thérapeutiques.
Dans le cas (le plus fréquent) de proposition, à l'exclusion de tout autre option, d'un traitement reconnu et validé par la médecine, l'information n'a pas, pour finalité première, un choix thérapeutique (sauf à opter pour un refus de soins). Il s'agit d'exposer, de manière "simple et intelligible" le bien-fondé de la proposition avancée, afin de recueillir l'assentiment du patient et, éventuellement, ses réserves, lui permettre de solliciter les aides dont il pourrait avoir besoin ainsi que d'organiser sa vie en conséquence. Il s'agit là d'une information d'ordre médical et social, préalable à l'adhésion (ou au refus) aux soins proposés, avec un objectif d'éducation à la santé propre à améliorer l'observance des prescriptions et optimiser l'efficacité du traitement.
Dans les cas d'alternatives diagnostiques ou thérapeutiques, l'information s'inscrit, en revanche, dans une démarche de choix où, en théorie, après avoir été informé, le patient peut opter pour une proposition, plutôt qu'une autre. Mais a-t-il réellement la capacité de ce choix ? Malgré les progrès accomplis dans la mise à disposition de l'information médicale, le patient, devant la complexité des données, s'en remet (fort heureusement!), le plus souvent, à la compétence du médecin.

C'est la confiance, plus que la connaissance, qui fonde le choix du patient. En laisser au seul patient la responsabilité pourrait, d'ailleurs, être la source de dérives, dont il serait loin de retirer un bénéfice. Choisir pour autrui, c'est, pour le médecin, une responsabilité d'ordre moral, avant d'être d'ordre juridique. Cela revient à considérer, chez le patient, sa double facette : la personne, douée de raison et de volonté autonome, qui a la capacité d'agir, mais aussi le patient fragile, démuni devant le savoir et, ce faisant, dans l'impossibilité de percevoir la finalité des choix à effectuer.

La finalité de l'information est de permettre, au patient, d'exprimer ses attentes, et, au médecin, d'y répondre

Cette considération est d'importance, tant le risque d'une information normative, ne prenant pas en compte le patient dans sa singularité, irait à l'encontre de la nature même de la relation médecin-patient. L'évaluation de l'aptitude du patient à recevoir l'information ne peut être, en effet, que laissée à la sagacité et à la conscience du praticien. Cela s'impose d'autant plus qu'un état d'anxiété, voire, parfois, de dépression, lié à la maladie, diminue notablement les aptitudes cognitives d'un patient. Un patient anxieux a besoin d'explications adaptées à sa capacité de compréhension. La nature et les modalités mêmes de présentation de l'information en revêtent d'autant plus d'importance : elles demandent à être d'autant plus affinées que l'anxiété est grande. L'impact émotionnel des termes employés augmente avec l'état de fragilité généré par la maladie et la souffrance qui l'accompagne. Plus le patient est fragile, et plus il semble inaccessible, plus il est important de veiller au choix des termes et des rythmes d'acquisition, dans la dispense de l'information.
Lors du colloque singulier médecin-patient au cours duquel - dans le cadre du secret médical - le premier donne les explications qu'il juge nécessaires, et répond aux questions du second, le facteur "temps" est un élément essentiel. Mais, là où le patient a parfois besoin d'un temps d'assimilation, la pathologie et les contraintes professionnelles incitent, elles, à la rapidité. Et c'est, parfois, à la fin de l'entretien, que le patient pose "la" question essentielle. Evasive ou trop rapide, la réponse peut être, alors, d'autant plus traumatisante. On voit là combien la "temporalité" est une donnée essentielle de la relation à l'autre.

Le problème est d'autant plus complexe que l'on s'éloigne du colloque singulier traditionnel. Ainsi, en va-t-il, avec un patient mineur, ou encore un majeur protégé (c'est-à-dire mis sous tutelle ou curatelle pour déficience psychique). Historiquement, la tendance spontanée a toujours été d'informer les proches du patient, hors de sa présence, au motif invoqué d'éviter la complexité psychologique d'un entretien direct. Ce qui se traduisait par une

INTERNET

Le temps des électrons libres

L'émergence d'Internet a ouvert un nouvel espace à l'information médicale. Cette libération décisive de l'accès, à l'échelon individuel, à un domaine encore largement réservé, répond au souhait, tout à fait légitime, des patients de s'impliquer davantage dans la gestion de leur santé.

Dès lors qu'elle est de qualité et répond aux critères rigoureux d'une validation, médicale et scientifique, fondamentale, des données fournies, l'information sur le Web peut apporter une dynamique nouvelle au dialogue médecin-patient, au cours de la consultation. A l'inverse, elle peut être source d'incompréhension et de dérives, dès lors que le praticien ne l'intègre pas à sa démarche, voire, même, se décharge sur l'outil informatique de ses obligations d'information. Abandonner à des "électrons libres" la diffusion d'une information - fut-elle de qualité - c'est poser, de façon évidente, la question de l'évolution de la consultation médicale traditionnelle et du temps à consacrer à un patient et à ses préoccupations.

C'est ouvrir la voie à la cyber-médecine, en dehors de tout contexte relationnel du malade avec le soignant, en oubliant cette donnée fondamentale de la prise en compte (réciproque) de l'autre, dans sa singularité et ses spécificités. C'est oublier l'importance de cette relation, dont on sait qu'elle est humainement complexe, et qu'elle se fonde essentiellement dans le concept sociologique "d'attitude" entre deux personnes,

Parler "d'attitude" dans le rapport au malade, c'est reconnaître le rôle central de l'interface dans les soins, et, surtout, comprendre que l'efficacité d'une action médicale dépend, en partie, de l'adhésion du patient aux soins préconisés, mais, aussi, de la crédibilité de ceux qui les préconisent. Une dimension étrangère à la cyber-médecine, qui, par définition, est dans l'incapacité totale de répondre à ce qui constitue la finalité relationnelle de l'information médicale.

caricature d'information donnée à l'entourage, hors de la chambre du patient. L'évolution de la relation médicale a, au contraire, permis de démontrer qu'il est bénéfique, pour certains de ces patients, de leur parler de leurs pathologies et d'éviter de le faire hors de leur présence. Ils se sentent reconnus comme dignes d'intérêt et s'impliquent d'autant plus dans leur traitement. Ce qui permet aussi la prise en compte de leurs réactions, qui constituent autant d'informations complémentaires. Dans les cas où c'est l'aptitude même du patient qui est en cause (âge extrême, déficience intellectuelle, confusion mentale, démence...), la question du degré de perception et de compréhension se pose donc avec une acuité particulière.

On ne peut, pour autant, concevoir de ne donner aucune information à ces patients... pas plus, d'ailleurs, que l'on ne peut les considérer comme valablement informés, et en situation de donner un consentement éclairé. La facilité peut alors conduire à n'ouvrir et n'entretenir le dialogue qu'avec les personnes chargées légalement d'assister ces malades. Une seconde approche, prenant en compte l'humanité de la personne malade, enfant ou adulte, quels que soient son âge ou sa situation clinique, impose, au contraire, d'entretenir avec elle, un dialogue adapté, en présence du représentant légal. Ce faisant, c'est bien de la recherche d'une compréhension de la personne malade dont il s'agit, en conformité avec l'esprit d'un choix de société dans lequel les tuteurs et les curateurs sont mandatés, essentiellement, pour la gestion et la protection des biens des personnes concernées, et non comme substituts relationnels au sein de la relation médecin-patient.

Dans le domaine spécifique de la pédiatrie, il en va de même. L'enfant doit être associé à la décision, même si, au plan légal, le consentement revient aux parents. Il s'agit, véritablement, d'une reconnaissance de l'enfant en tant que personne, qui permet de fonder des choix sur une construction réellement tripartite entre parents, enfants et médecins. Ce n'est qu'en cas de désaccord, ou de conflit, avec le représentant légal de l'enfant, mettant en péril sa santé, que la justice peut être saisie. Il en est de même chez l'adulte en cas de conflits avec les proches d'une personne inconsciente ou incapable majeure. Nécessaire, cette voie ultime de recours n'en est pas moins l'expression d'un échec relationnel, auquel il conviendra de redonner un sens, par la suite, dans une démarche de soins à reconstruire, sans pour autant exclure les proches.

Pour certaines situations d'inaptitude reconnue du patient, la réunion du conseil de famille, a pu être proposée, avec la participation du médecin, à titre consultatif. Mais la représentation des droits de la personne "incapable", dans le cadre de cette structure, ne va pas sans soulever un certain nombre de questions sur : la sauvegarde des intérêts du patient, la prise en compte de ses volontés antérieures, la responsabilité de la prise de décision en cas de divergences, la gestion des situations où les intérêts du groupe priment ceux de l'individu... Ces interrogations sont d'autant plus légitimes que la composition du conseil de famille n'est précisée par aucun texte, ni aucune instance sociale.

A l'heure actuelle, en l'absence de désignation préalable, par le patient, d'une personne de confiance, la définition de son entourage est encore pragmatique, laissée au choix des médecins, notamment, au sein de certains services de gériatrie, d'unités de soins palliatifs ou en réanimation. Affectivement proche du patient (ou, du moins, perçu comme tel par l'équipe soignante et les médecins), cet entourage est, de fait, parfois consulté ou informé des décisions médicales. Il ne participe pas, cependant (rappelons-le), au processus de consentement, au sens juridique du terme, puisque (exception faite pour les représentants légaux, en pédiatrie et pour les majeurs juridiquement protégés), l'entourage du patient est dépourvu de toute reconnaissance juridique lui conférant cette légitimité.

***L'information est un acte médical,
de la responsabilité du médecin***

Qu'en est-il du contenu et de la forme de l'information à donner ? L'ANAES (Agence Nationale d'Accréditation et d'Evaluation en Santé) a publié, en 2000, des recommandations générales, à adapter, par chaque discipline, à ses pathologies et à ses pratiques. Quelle que soit la forme sous laquelle elle se présente (orale, écrite, visuelle, audiovisuelle ...), ont ainsi été énoncés les principes de l'élaboration d'une bonne information, à savoir : être hiérarchisée, reposer sur des données validées, présenter les bénéfices attendus avant les inconvénients et risques éventuels, préciser les risques graves (ceux qui menacent la vie du patient ou une de ses fonctions vitales), être compréhensible pour tous, inciter à poser des questions complémentaires et à en parler avec son médecin. Il est également proposé que les documents écrits soient testés sur des patients, en liaison avec des équipes ayant des compétences de recherche et d'évaluation en éthique médicale et médecine légale, dans le domaine de la relation médecin-patient.

Une telle information consensuelle, élaborée et diffusée par les représentants des disciplines concernées, fournit un référentiel médical, issu d'experts, avec un double avantage :
- d'une part, permettre de trancher la discussion sur la nécessité, ou non, de signaler tel ou tel risque (l'ensemble de la profession portant alors la responsabilité du choix de l'information à donner),
- d'autre part, amener à considérer l'existence de risques inhérents à toute pratique, et combattre l'optimisme abusif et les fausses croyances dans l'infaillibilité des techniques mises en œuvre, rappelant ainsi la réalité médicale qui, même entre les meilleures mains, comporte des degrés d'incertitudes.

Deux ans auparavant, en 1998, la Cour de Cassation avait estimé qu'il convenait de signaler les complications *"d'une particulière gravité "*, même exceptionnelles. En 2002, la loi, dite de Démocratie sanitaire, précise, cependant, que, seuls, les risques, fréquents ou graves, *"normalement prévisibles"*, doivent êtres portés à la connaissance du patient. Toute la question est, évidemment, de déterminer la teneur de l'expression *"normalement prévisibles"*. Les professions médicales, dans leur ensemble, bien que soucieuses de bien informer les patients, soulignent le caractère complexe d'une telle décision et son inapplicabilité en pratique, sauf à dresser un catalogue exhaustif remis au patient, catalogue plus à même d'angoisser ce dernier et de complexifier les prises de décision, que d'aider à la prise en charge sereine, de sa souffrance, de son anxiété et parfois de son désarroi. Du coup, en marge des décisions de justice, un débat de nature éthique se développe : comment, certes, mieux informer, mieux éclairer, sans tomber dans des excès ou des pratiques contraires à l'exercice de la médecine ?

Ce débat reste ouvert car il nécessite que chaque spécialité médicale réfléchisse à cette question pour définir le degré de l'exhaustivité et les modalités de l'information, ainsi que les mesures d'accompagnement des personnes à informer. Comment parler d'aléas, de complications rares, bien que graves, voire de l'éventualité de la mort, alors que le patient attend avant tout un discours d'espoir et de réconfort ? C'est dans cette direction qu'il convient de poursuivre la réflexion. Sont au cœur du débat, non seulement l'exhaustivité de l'information, mais aussi les modalités de sa diffusion, avec un juste équilibre à respecter entre l'expression orale et le document écrit, dans cette relation complexe qui se noue autour de l'information et du consentement.

L'annonce d'une maladie grave

Confrontés à une maladie grave, le médecin et son malade se situent dans un rapport relationnel particulièrement lourd de non-dits, qu'ils devront surmonter. C'est, en fait, la rencontre de deux solitudes. Le malade, qui sait sa vie en danger, la confie à un médecin, qui, lui, sait qu'il devra assumer la responsabilité des choix à effectuer et de la démarche thérapeutique à entreprendre. Au-delà des mots, l'échange indispensable ne pourra s'opérer qu'à travers une écoute attentive, porteuse du capital de confiance, mais, aussi, des doutes et des attentes de chacun.

Se pose, alors, la question-clé : jusqu'à quel point le patient désire-t-il, ou non, connaître le diagnostic? A l'encontre de ce que pourrait laisser supposer la loi du 4 mars 2002, une démarche d'information exhaustive d'un patient sur son état de santé, n'est pas, dans ce cadre, toujours bénéfique. Elle n'aura de sens que dans la mesure où aura été déterminé le niveau de ce que la personne souhaite ou peut entendre, à un moment donné. Nombreux sont les patients censés désirer "savoir". Mais, un refus peut, soit dissimuler un besoin de temps d'adaptation à l'annonce d'un état de santé menacé, soit exprimer le rejet d'une situation qu'ils ne s'estiment pas en mesure d'assumer. Et un souhait d'information sans retenue peut, aussi, dissimuler un espoir...

Certes, le malade n'est ni sourd, ni aveugle. Les examens auxquels il est soumis, les structures d'accueil des soins, les conversations qu'il entend... tout concourt à son information. Une information non maîtrisée, mais à partir de quoi il se fera une opinion sur son état de santé. D'un autre côté, un diagnostic, aussi précis soit-il, n'est qu'un moment de vérité, dans un processus d'évolution. Par une démarche d'information progressive, adaptée aux souhaits du patient, à ce qu'il a pu appréhender par lui-même et à sa capacité d'affrontement à la réalité, le praticien et l'équipe médicale se donneront les moyens de faire en sorte que la mise en place du traitement ne soit pas compromise.

Eviter une rupture du lien médecin-malade est l'axe essentiel du but poursuivi : ne pas faire courir de risque supplémentaire au patient et ne pas compromettre ses chances de survie, voire de guérison. Les patients les plus volontaires se révèlent, parfois, être les plus fragiles.

En 1961, un Arrêt de la Cour de Cassation précisait que *"dans la recherche du consentement, le médecin doit employer une expression simple, approximative, intelligible et loyale, permettant au malade de prendre la décision qui s'impose"*. Dans cette description de la nature de l'information à délivrer, dans le cadre de la relation avec le patient, la qualification "*approximative*" n'a pas paru satisfaisante. On comprend bien qu'elle avait été choisie, par les magistrats, pour relativiser l'aspect technique, trop complexe, de l'information délivrée à un patient, laissant entendre que celui-ci ne disposait pas, sauf exception, d'un niveau de compétence médicale suffisant pour assimiler une information de trop haute complexité). Néanmoins, ce terme *"approximative"*, pouvait entraîner un doute quant à la rigueur de l'information fournie. C'est pourquoi, depuis 1995, les médecins, dans le Code de déontologie médicale ont préféré le terme "*approprié*", qui laisse bien entendre que l'information, dans sa forme, dans son fonds, dans son moment de délivrance, doit être élaborée et personnalisée, en fonction de la situation du patient.

On comprend, dès lors, que le Code de déontologie, depuis 1995, situe toujours l'information dans l'oralité et dans la relation. Ce qui implique qu'elle soit délivrée par un médecin, dans un processus de consultation, incluant, éventuellement, plusieurs rencontres. Il s'agit donc bien d'un acte médical, de la responsabilité du médecin, et qu'il ne peut déléguer.

Le consentement signé d'un patient ne peut, seul, attester de la qualité de l'information délivrée

Basée, essentiellement, jusqu'à une époque très récente, sur l'expression orale, la relation médecin-patient doit, aujourd'hui, intégrer la nécessité de recourir, au moins dans certaines situations, au document écrit. Cette évolution a pris corps, en France, en 1988, avec la loi Huriet sur la recherche biomédicale, le législateur souhaitant rendre plus solennel, par un engagement écrit, l'acte de consentement, soulignant ainsi son caractère différent de celui d'une habituelle démarche de soin. Puis, en 1994, les lois, dites de bioéthique, ont étendu cette obligation à des domaines de la médecine considérés comme sensibles : les tests génétiques, la procréation médicalement assistée, le don d'organe chez les donneurs vivants, le diagnostic prénatal... Cette procédure a, par la suite, été progressivement élargie à de nombreux secteurs de la pratique médicale (chirurgie, anesthésie, endoscopie, exploration cardiaque d'effort ou invasive...). Il s'est ainsi opéré un glissement vers une relation d'ordre administratif, mettant en œuvre une logique juridique propre à dénaturer la relation orale, entre les patients et les médecins, ne serait-ce qu'en raison du temps pris par cette démarche au sein d'une consultation, mais aussi, souvent, de l'inadaptation de la procédure au contexte, à la culture ou à la compréhension des patients.

En 1997, le débat sur la charge de la preuve de l'information, suite à l'arrêt de la Cour de Cassation (établissant que *"celui qui est, légalement ou contractuellement, tenu d'une obligation particulière d'information doit rapporter la preuve de l'exécution de cette obligation..."*) a relancé le problème. Face à cette décision, les médecins et leurs sociétés savantes se sont interrogés sur cette contrainte imposée, et l'ont interprétée comme une obligation de produire des documents écrits, signés par les patients. Cette interprétation n'était que partiellement exacte, le document signé d'un patient n'étant, ni la seule garantie, ni toujours la juste garantie d'une information de qualité.

Ce débat concernait essentiellement les pratiques médicales dites "à risque important". Bien entendu, tout acte médical comprend un niveau de risque, mais il est clair qu'une information complète écrite et, *a fortiori,* une signature du patient, n'a pas lieu d'être pour la majeure partie des consultations et des prescriptions : infections urinaires simples, angines, crises d'asthme, vaccinations, prise en charge d'une HTA, prescription d'un anxiolytique, réalisation d'une radio de thorax... Continuer la liste serait fastidieux, mais pose néanmoins une question de fond : à quel stade de gravité, l'information orale (de règle en toutes circonstances) doit-elle donner lieu à un complément écrit ?

Ces divergences sur les modalités d'informer et de consentir posent la question de la validation (des professionnels de santé, d'un comité d'éthique ou de toute autre structure) de cette démarche. Il faut, en effet, prendre en compte le fait, qu'en cas de différent, la traçabilité et la qualité de l'information donnée sont devenues des enjeux de transparence de la pratique médicale. Et c'est, aujourd'hui, au praticien d'apporter la preuve des moyens mis en œuvre pour répondre à l'obligation d'information et d'attester de sa nature (Arrêt Hédreul, de 1997). La loi sur les droits des patients est venue, en Mars 2002, rappeler cette obligation légale.

Et dans cette recherche de validation de l'information donnée, le processus de la démarche est plus important que le recueil écrit du consentement. Un document signé, ne peut, seul, attester de la qualité d'une information délivrée. Un formulaire (d'acceptation d'un geste diagnostique ou thérapeutique, d'un refus de soin...) signé par un patient, alors qu'aucune autre preuve du processus d'information ne serait retrouvée dans le dossier, dans des courriers ou dans les témoignages, pourrait, même, être considéré comme une pratique de non qualité.

D'autres critères sont à prendre en compte pour juger de la qualité des procédures d'information des patients :

- le temps consacré à l'information du patient,
- la traçabilité, dans le dossier médical, du moment de délivrance de l'information, des grands thèmes abordés, mais aussi des difficultés éventuelles rencontrées et des points à revoir et à préciser, si besoin est,
- les courriers adressés aux correspondants médicaux et, en particulier, au médecin traitant, reprenant ce qui a été expliqué au patient (ce qui permet à ces personnes-relais de reprendre ces informations avec l'intéressé, améliorant ainsi le processus de compréhension),
- la remise d'un double de ces courriers au patient, avec, éventuellement, des éléments du dossier médical en rapport (le patient ayant désormais droit à communication des éléments de son dossier),
- la mise à disposition, pour les patients, d'outils pédagogiques adaptés à leur compréhension (dans les termes comme dans l'expression),
- la délivrance (éventuellement) de l'information en présence d'un proche ou de la personne de confiance (en accord avec le patient.

Déjà largement mises en œuvre, de telles démarches attestent de la qualité pédagogique et relationnelle du processus d'information suivi par le médecin. Avant de rechercher, avec la signature d'un formulaire, par les patients, sa propre protection, il asseoit la légitimité de la pratique médicale sur une réelle "démarche qualité", dans ce domaine si sensible des rapports entre la médecine et les usagers.

De son côté, l'Agence Nationale d'Accréditation et d'Evaluation en Santé (ANAES) en France a diffusé, en Mars 2000, des recommandations concernant "l'information du patient", mettant pertinemment en valeur que, si obligation il y avait, il serait vain de prétendre pouvoir y satisfaire en l'absence de toute réflexion éthique.

Ainsi, considérer les processus d'information et de consentement comme des actes formels et ponctuels, avec des formalismes administratifs ou juridiques, risque de constituer un artifice social, un blanc-seing pour satisfaire une bonne conscience collective. Il faut aussi souligner la fragilité d'une information ponctuelle, à propos d'un processus de soin ou de recherche susceptible de se dérouler sur une durée aléatoire, et dont les modalités d'évolution ne sont pas toujours connues, avec des répercussions possibles sans rapport avec l'engagement initial du patient.

IV- La personne de confiance porte témoignage des choix du patient

L'introduction, par la loi de "Démocratie Sanitaire" du 4 mars 2002, de la notion de "Personne de confiance", marque une nouvelle étape dans l'évolution de la déontologie médicale à travers la relation médecin-patient et la prise en charge médico-sociale.

Cette réponse à une demande des professionnels de santé, des patients et des familles, était destinée à clarifier une situation jusqu'alors jugée ambiguë. Le Code de déontologie médicale, qui établissait que *"lorsque le malade est hors d'état d'exprimer sa volonté, le médecin ne peut intervenir sans que ses proches aient été prévenus et informés, sauf urgence ou impossibilité",* se limitait à dresser un constat, sans préciser davantage la nature de ces proches, ce que l'on attendait d'eux et dans quelles conditions. La Charte du patient hospitalisé n'allait pas, davantage, au-delà du constat de l'existence d'un besoin de partage de l'information. L'institution de la Personne de confiance a eu pour objectif de combler ce vide.

Informer et former la personne de confiance

Telle que définie par la loi, la "Personne de confiance" est l'intermédiaire privilégié, désigné par le patient pour l'assister dans ses démarches de soins, l'accompagner physiquement, et/ou psychologiquement, et faire le lien avec les équipes médicales. Elle a, par ailleurs, pour mission d'éclairer, en cas de nécessité, les équipes médicales sur les intentions et les volontés antérieures du patient, en particulier en matière d'arrêt des soins, en fin de vie ou lors d'une demande de don d'organes en *post-mortem*. Elle porte ainsi témoignage de la parole de la personne et de ses choix, sans, toutefois, que ce témoignage ait valeur de consentement du patient.

La loi française a fait le choix de ne pas limiter la capacité d'intervention de la personne de confiance aux situations extrêmes (patient hors d'état d'exprimer sa volonté ou pathologie particulièrement grave), mais de l'étendre, également, aux situations quotidiennes en médecine. Elle est ainsi habilitée à accompagner le patient à tous les moments de son parcours au sein du système de santé, aussi bien lors de consultations qu'en cas d'hospitalisation. Ce qui implique qu'elle soit tenue informée, au même titre que le patient, sauf opposition de la part de celui-ci, pour des raisons personnelles, ou à la demande expresse du médecin, s'il estime gênante la présence d'un tiers dans le cadre de la démarche médicale. Le médecin propose, alors, au patient, une procédure en deux temps : la consultation médicale (interrogatoire et/ou examen clinique), en face à face avec le patient, suivie d'un entretien en présence de la personne de confiance.

La Personne de confiance
dans le Code de Santé publique

" Toute personne majeure peut désigner une personne de confiance, qui peut être un parent, un proche ou le médecin traitant, et qui sera consultée au cas où elle-même serait hors d'état d'exprimer sa volonté et de recevoir l'information nécessaire à cette fin.

Cette désignation est faite par écrit. Elle est révocable à tout moment. Si le malade le souhaite, la personne de confiance l'accompagne dans ses démarches et assiste aux entretiens médicaux afin de l'aider dans ses décisions.

Lors de toute hospitalisation dans un établissement de santé, il est proposé au malade de désigner une personne de confiance. Cette désignation est valable pour la durée de l'hospitalisation, à moins que le malade n'en dispose autrement.

... Lorsque la personne est hors d'état d'exprimer sa volonté, aucune intervention ou investigation ne peut être réalisée, sauf urgence ou impossibilité, sans que la personne de confiance, ou la famille, ou à défaut, un de ses proches ait été consulté..."

Le recours à la personne de confiance n'est donc pas lié à l'hospitalisation. Claude Evin, rapporteur de la loi à l'Assemblée Nationale, a souligné l'intérêt de la possibilité d'extension de cette démarche, compte tenu, notamment, du recours croissant à l'hospitalisation à domicile et des situations de vulnérabilité liées, souvent, à une dégradation de la santé.

Lors de toute hospitalisation, la désignation d'une personne de confiance doit être "proposée" au malade, même si celui-ci n'est pas obligé d'en retenir le principe. Le proposer est, pour les soignants, une obligation, même si aucune sanction n'est prévue, en cas de carence. Cette procédure a de telles conséquences pour le patient qu'elle ne saurait être une simple formalité administrative. D'un simple point de vue éthique, et en l'absence de toute mention spécifique du Code de Santé publique, elle s'inscrit dans la démarche de soins, et relève, donc, de l'équipe médicale concernée. Elle implique, en outre, un temps d'accueil spécifique, destiné à expliquer au patient le rôle de la personne de confiance, avec, éventuellement, la remise d'un document écrit, pour qu'il en saisisse tous les enjeux, et qu'il puisse différencier ce rôle de celui de la personne à prévenir (qui peut, en effet, être différente), en cas de problème majeur ou de décès.
Cette désignation est, normalement, valable uniquement pour la durée de ladite hospitalisation *"à moins que le malade n'en dispose autrement"* (Code de Santé Publique). A chaque nouvelle hospitalisation, il convient donc de vérifier auprès du patient le maintien du nom de la personne désignée, même si cette désignation a été expressément faite de façon pérenne. En effet, les aléas de la vie et l'évolution du vécu de la maladie par un patient font que les choses peuvent évoluer au fil du temps. Le patient peut, alors, omettre de signaler spontanément les changements à prendre en compte.

En médecine de ville, le médecin peut, aussi, proposer au patient de désigner une personne de confiance susceptible de l'assister dans ses démarches de santé. Cette désignation est, avant tout, destinée à resserrer le lien entre le patient, surtout fragilisé, et son médecin. Elle se révélera, également, particulièrement utile, lors d'une hospitalisation en urgence, pour fournir les informations demandées. Mais il ne faut pas, pour autant, vouloir la charger d'un fardeau trop lourd et chercher à lui attribuer une fonction dans les soins à apporter au malade. Ce n'est pas son rôle, et cela ne relève pas de sa compétence.

Dans le cadre des réseaux de soins, le code de santé publique prévoit que, lors de la prise en charge individualisée d'un patient, un document d'information lui soit remis, concernant les modalités de fonctionnement du réseau et les prestations qu'il propose. La remise de ce document est attestée, *" lorsque cela est possible, par l'usager ou, selon le cas... par la personne de confiance ».* A noter que, seule, la personne de confiance est mentionnée, à l'exclusion de la famille et de l'entourage.

Donner à la personne désignée toute sa place, dans ses relations avec l'équipe médicale, est essentiel. Il s'est avéré que des personnes dûment désignées n'en avaient pas été informées et que, par ailleurs, elles ignoraient fréquemment les implications de cette désignation. Communément admises, bien que non inscrites dans la loi, les missions et obligations de la personne de confiance impliquent, naturellement, le respect des confidences du patient et la préservation du secret médical, mais aussi la nécessité de se tenir informée des choix du patient et de leur évolution. Elle pourrait être, en effet, tentée d'agir à sa place, au risque de ne pas respecter ses désirs ou ses convictions. Cette nécessité de l'information est d'autant plus légitime qu'il arrive que les personnes de confiance consultées disent ignorer les réelles aspirations des patients.

L'absence de la personne concernée, lors de la démarche de désignation, pose, avec encore plus d'acuité la question de l'adhésion. Il est, bien évidemment, indispensable qu'elle soit informée de sa désignation, mais aussi de ses droits – dont celui d'accepter ou de refuser cette désignation – et de ses obligations, afin d'éviter tout quiproquo, lors d'un éventuel témoignage.

Au nombre de ces obligations figure, tout spécialement, celle du respect absolu de l'inviolabilité du secret médical. Par son intégration au processus d'information, la personne de confiance peut, en effet, être en position d'avoir connaissance du dossier médical du patient. N'étant pas assujettie, par la loi, au respect du secret médical, il y a, là, un risque réel de divulgation, même involontaire, par son intermédiaire. Ce qui pourrait contribuer à fragiliser la notion même d'inviolabilité du dossier médical.

Il faut, aussi, noter que le rôle privilégié assigné à la personne de confiance ne peut avoir pour conséquence de priver le patient, lui-même, du bénéfice de l'information le concernant. Il doit, au contraire, lorsque la situation clinique le permet, être le premier à en bénéficier, la personne de confiance venant en appui et en soutien pédagogique, relationnel et psychologique.

La désignation d'une personne de confiance présente, pour le soignant, l'intérêt de disposer d'un interlocuteur-relais, plus proche du patient, en particulier lorsqu'il s'agit de personnes âgées. Un cas de figure appelé à se multiplier, du fait du vieillissement de la population. Elles sont, quant à elles, rassurées de savoir qu'une personne, qu'elles auront choisie, sera ainsi, en cas d'incapacité, dûment mandatée pour témoigner de leurs choix. Une fonction pour laquelle la tutelle ou la curatelle se révèlent être des démarches de justice lourdes, souvent inadaptées aux réalités cliniques.

Une désignation qui a, en outre, pour le soignant, le mérite de clarifier ses rapports avec d'autres proches du patient, dont les démarches peuvent ne pas toujours être dénuées de considérations étrangères au processus médical. Sa désignation apporte, alors, à la personne de confiance la légitimité d'un interlocuteur incontestable dans les conditions voulues par le patient.. C'est sur ces bases qu'est recueilli le témoignage – et non l'avis – de la personne de confiance.

La désignation – ou non – d'une personne de confiance, avec, s'il y a lieu, ses coordonnées précises et la nature de ses liens avec le patient, doit être consignée dans le dossier médical, et il convient de prévoir de la mentionner dans tous les dossiers.

Un risque de confusion des rôles ?

S'en tenir au principe du témoignage a une double incidence. Pour la personne de confiance, qui, sur un plan moral et psychologique, aurait, dans le cas contraire, à assumer une responsabilité pouvant aller bien au-delà de sa compétence, et, peut-être, de son souhait d'intervenir dans un processus de décision difficile, surtout en cas de complications, voire d'issue fatale. Pour le médecin, ensuite, qui, de ce fait, garde sa capacité d'exercer sa liberté de fonder, avant tout, sa décision, sur des valeurs professionnelles, en sauvegardant l'intérêt du patient.

Répondant à une demande essentiellement sociale, la personne de confiance est, véritablement, en mesure d'apporter une aide précieuse aux cliniciens, dès lors qu'elle est bien intégrée aux pratiques. Elle constitue, désormais, un élément novateur, propre à enrichir la relation médecin-patient. A la condition, toutefois, d'approfondir la réflexion à mener sur l'information et la formation dont elle doit bénéficier, sur sa place dans le champ des pratiques médicales et médico-sociales, notamment dans des situations de grande vulnérabilité, mais aussi celles, plus spécifiques, de la cancérologie, de la réanimation, de la fin de vie… , par exemple.

Il faut, toutefois, avoir conscience des limites de la démarche et savoir que le risque de confusion des rôles reste constamment présent. Il faut sans cesse se garder de dérives qui accorderaient, à une simple consultation de la personne de confiance, la valeur d'un consentement… pour autrui.

V- Le consentement à la recherche : la protection des personnes... par-delà les procédures

"Je me rappelle nos hésitations, nos scrupules, avant la tentative.
Nous n'étions sûrs de rien.
A tout le moins, on pouvait, cependant,
espérer atténuer les cruelles douleurs qui tourmentaient l'enfant.
Nous nous décidons.
Pour la première fois, dans l'histoire des leucémies de l'enfant,
un traitement est tenté".

Jean Bernard, "C'est de l'homme qu'il s'agit"

Il y a recherche lorsque, au-delà de l'acte de soins et de l'intérêt immédiat du patient, la médecine cherche à faire progresser la connaissance scientifique, c'est-à-dire, dégager et formaliser un enseignement de portée générale. Il est alors nécessaire de mettre en œuvre un processus distinct des soins.

Toute recherche "interventionnelle" - c'est-à-dire, les essais et expérimentations sur l'homme, dès lors qu'ils innovent par les produits ou les techniques employées, ou qu'ils utilisent une nouvelle association de techniques ou de produits, tels que nouveaux médicaments, nouvelles techniques chirurgicales, nouvelles méthodes de diagnostic invasives ou porteuses d'un risque potentiel, études psychologiques ou comportementales... - implique le recueil du consentement libre et éclairé de toute personne y participant. C'est là une notion éthique incontournable. La raison en est l'autonomie morale et juridique de tout être humain. Ainsi, les patients ne doivent jamais être sollicités en tant que moyens, pour des objectifs qu'ils n'auraient pas avalisés

Un consensus international

La révélation des crimes contre l'humanité, perpétrés lors de la seconde guerre mondiale, et, en particulier, les "expériences" pratiquées dans les camps de concentration nazis, ont brutalement projeté la notion de consentement sur le devant de la scène : à Nuremberg, en octobre 1946, furent jugés 20 médecins qui s'étaient livrés, de façon préméditée et planifiée, et en l'absence de toute procédure d'information et de consentement, à des "recherches" sur des prisonniers, dont la plupart étaient morts des suites de ces expérimentations. C'est dans le cadre du jugement, rendu les 19 et 20 août 1947, que les questions éthiques furent directement abordées. De la réflexion des juges devait naître le "Code de Nuremberg", un ensemble de règles définissant les conditions dans lesquelles pourraient être, dorénavant, effectuées des expérimentations médicales sur des sujets humains.

Deux des dix articles de ce Code, le premier et le neuvième, traitent directement du problème du consentement, dont il est dit qu'il est absolument essentiel qu'il soit libre et éclairé. Ce qui signifie que toute personne incluse dans une recherche en santé doit jouir de son entière capacité légale à consentir, et être libre de décider, hors de toute contrainte exercée par la force, la fraude, la supercherie, la duperie, ou tout autre forme de coercition que ce soit. Elle doit, en conséquence, être suffisamment informée sur tous les aspects de l'expérience à laquelle elle se prête, afin de pouvoir mesurer l'ampleur et les éventuelles conséquences de son engagement. Cette information porte sur la nature, la durée et le but de l'expérience, ainsi que sur les méthodes et les moyens employés, les bénéfices médicaux espérés et les risques encourus. L'obligation et la responsabilité d'apprécier les conditions dans lesquelles est recueilli le consentement incombent à ceux qui ont pris l'initiative et la direction de l'expérience, ou qui contribuent à son déroulement. Ils ne peuvent s'en décharger sur quiconque, sans être poursuivis. Toute personne incluse dans l'expérience doit être libre, au cours de son déroulement, de s'en retirer, si elle estime avoir atteint le seuil de résistance, mentale ou physique, au-delà duquel elle ne peut aller.

Le Code de Nuremberg a été confirmé et complété à trois reprises. L'Assemblée Médicale Mondiale a ainsi appelé, à Helsinki, en 1964, et à Tokyo, en 1975, au respect des principes de Nuremberg, lors de recherches biomédicales portant sur l'être humain. La Déclaration de Tokyo (Chap. I, Art. 9) insiste sur l'information des participants à la recherche et sur la nécessité de recueillir leur consentement, libre et éclairé. Elle insiste également sur leur capacité à pouvoir sortir, à tout moment, de l'expérience, dès lors qu'ils en expriment le souhait. Dans le second chapitre, à propos de la recherche clinique, l'Art. 5 précise que le médecin, s'il estime essentiel de ne pas demander le consentement éclairé de la personne participante, doit en donner les raisons spécifiques dans le protocole expérimental, préalablement transmis à un comité de contrôle indépendant.

En 1981, dans la Déclaration de Manille, portant sur "la recherche impliquant la participation de sujets humains", l'Organisation Mondiale de la Santé (OMS) reprend, en les développant, les normes établies en 1964 et 1975, en soulignant que l'obtention du consentement éclairé doit toujours être complétée par un examen éthique, indépendant des projets de recherche. La validation des procédures d'information et de consentement par un comité, indépendant, d'éthique de la recherche, est, fortement recommandée.

En Europe, les règles de recueil du consentement éclairé ont été précisées dans la Recommandation R.90-3 du Conseil de l'Europe, du 6 février 1990. Il y est précisé que "*le consentement libre et éclairé du sujet de l'expérience sera recueilli après l'avoir informé de manière adéquate des objectifs, méthodes et bénéfices escomptés, ainsi que des risques et désagréments potentiels, de son droit de ne pas participer à l'expérimentation et de s'en retirer à tout moment*". La Recommandation précise que "*Aucune recherche médicale ne peut être effectuée sans le consentement éclairé, libre, exprès et spécifique de la personne qui s'y prête*". Nonobstant ces principes, dans une situation d'urgence, lorsqu'un patient est incapable de donner un consentement préalable, une recherche médicale peut être entreprise:

- si la recherche à effectuer, en situation d'urgence, a été planifiée,
- si le plan de la recherche systématisée a été approuvé par un comité d'éthique,
- si, enfin, la recherche est entreprise au bénéfice direct de la santé du patient.

En France, l'obligation du consentement éclairé dans la recherche biomédicale a été intégrée dans la Loi Huriet-Sérusclat, du 20 décembre 1988, relative à la protection des personnes qui se prêtent à des recherches biomédicales. Antérieurement à cette loi, en 1983, un Comité Consultatif National d'Ethique (CCNE) avait été créé, avec pour mission d'émettre des avis sur les problèmes moraux soulevés par la pratique médicale, préalablement à une éventuelle intervention législative. Il avait ainsi émis des recommandations concernant l'éthique de la recherche, en appelant à la nécessité d'une loi.

La loi "Huriet-Sérusclat" a posé la question des liens entre la recherche médicale et la société

Il est courant de distinguer un "avant" et un "après" Nuremberg, comme si ce jugement de l'histoire avait tout clarifié. Toutefois, la notion de consentement éclairé existait dans la jurisprudence française avant la seconde guerre mondiale, et l'Allemagne, en 1931 (sous la République de Weimar), avec émis des directives concernant les thérapeutiques nouvelles et l'expérimentation scientifique sur l'homme. Ce code éthique exigeait, déjà, le consentement éclairé des patients, …et il est resté légalement en "vigueur" jusqu'à la fin de la seconde guerre mondiale.

A une autre échelle, celle de la planète, quelle peut être l'efficacité de Nuremberg, puis d'Helsinki et de Manille ? En 1963, a été révélé le scandale du *Jewish Chronic Disease Hospital,* de New York, révélant la transplantation, dans le cadre d'une étude sur l'immunité chez des patients atteints de cancer, chez 22 vieillards, à leur insu, de cellules cancéreuses. En 1966, H.K. Beecher, fondateur du *Hastings Center Reports*, dénonçait, parmi les travaux publiés par la presse médicale anglo-saxonne, une proportion alarmante de protocoles expérimentaux, réalisés à travers le monde, bafouant les principes éthiques. En 1970, éclatait l'affaire de la *Tuskegee Syphilis Study,* support d'une étude entreprise, en 1932, sur l'évolution de cette maladie dans un groupe de 400 patients noirs d'Alabama. Ceux-ci ne connaissaient ni la nature, ni le nom de leur maladie. Ils ne recevaient aucun traitement, alors même que les antibiotiques avaient été découverts et reconnus efficaces. Cette "expérience" ne prit fin qu'en 1972. En 1999, on apprenait que, en Suède, entre 1941 et 1975, 60 000 personnes, atteintes de handicap, avaient été stérilisées contre leur volonté, dans le cadre d'une procédure s'apparentant à un protocole de recherche, pour des raisons essentiellement eugénistes.

La question du rôle et de la valeur du consentement, dans le domaine de l'expérimentation médicale, déborde donc, largement, le cadre de sa formalisation et de sa signature. La question posée est celle des liens entre la science et la société et du débat qui doit s'instaurer lors de la mise en place de protocoles de recherche. La formation des chercheurs à l'éthique, la transparence des pratiques, l'intégrité des communications scientifiques, la veille éthique, en association avec des représentants de la société civile… autant de réponses à apporter pour combattre les dérives, redresser les erreurs et mettre, par ailleurs, en valeur, les aspects fortement positifs de la recherche biomédicale, essentielle dans une société de progrès.

A tous ces titres, la loi "Huriet-Sérusclat", de 1988, est une loi fondamentale et constitue un tournant dans l'éthique de la recherche biomédicale en France. Après deux adaptations, en 1994, puis en 2004, les principes généraux concernant le consentement sont demeurés les mêmes. L'objectif de la loi a été d'intégrer les principes élaborés au plan international et de dépénaliser la pratique des essais sur l'homme. Le Code pénal français édictait, en effet, qu'il ne pouvait être porté atteinte à l'intégrité physique d'une personne, en dehors d'une démarche thérapeutique, éventualité qui ne peut être écartée dans une recherche sans finalité de soins. La loi a donc permis, sous réserve de conditions éthiques de protection des personnes, que l'acte de recherche ne donne pas lieu à procédures pénales. Cette évolution était nécessaire, afin de mettre les textes en accord avec la législation sur le médicament qui précise, par ailleurs, que tout produit, avant d'obtenir l'autorisation de mise sur le marché (AMM), doit avoir fait la preuve, de son efficacité, de son innocuité et de la nature de ses effets secondaires, autant de conditions impossibles à respecter sans essais préalables sur l'homme.

La loi "Huriet-Sérusclat " a fixé les règles de ces essais. Elle précise que *" Préalablement à la réalisation d'une recherche biomédicale sur une personne, le consentement libre, éclairé et exprès de celle-ci doit être recueilli, après que l'investigateur (défini comme celui qui réalise la recherche avec le patient), ou un médecin le représentant, lui ait fait connaître :*
- l'objectif de la recherche, sa méthodologie, sa durée et les bénéfices attendus ;
- les contraintes et les risques prévisibles, y compris en cas d'arrêt de la recherche avant son terme ;
- l'avis d'un Comité de Protection des Personnes (CPP, anciennement CCPPRB), sur les conditions de conduite de cette recherche".

Le consentement doit être recueilli par écrit. En cas d'inclusion d'un patient dans des recherches biomédicales, dans des situations d'urgence ne permettant pas de recueillir son consentement, le protocole de recherche peut prévoir de ne pas le rechercher, les proches, ou la personne de confiance, étant, par ailleurs, consultés, s'ils sont présents. L'intéressé sera informé, et son consentement recueilli, dès que possible, pour la poursuite éventuelle de sa participation à cette recherche, sachant qu'il dispose, en toute circonstance, du droit de le refuser, sans encourir aucune responsabilité, ni aucun préjudice.

L'introduction de la notion de consentement "écrit", alors que, par tradition, le "contrat" médical s'inscrivait, essentiellement, dans un processus oral, avait, dans l'esprit de la loi, pour objectif de protéger le patient. Il ne faudrait pas, cependant, méconnaître les limites d'un tel document, riche de trop de non-dits. Une lecture sémiotique en fait un moyen de protection de l'investigateur du projet dès lors qu'il apporte une preuve que, conformément

Les Comités de Protection des Personnes (CPP)

Pour garantir le respect des règles de mise en place des essais de recherche médicale sur l'homme, la loi "Huriet-Sérusclat" de 1988 a institué des Comités de Protection des Personnes se prêtant à des Recherches Biomédicales (CCPPRB), devenus, plus simplement, avec la réforme de 2004, des Comités de Protection des Personnes (CPP).
Répartis au sein d'inter-régions de recherche clinique, les CPP sont agréés par le Ministère de la Santé pour une durée de 6 ans, et exercent leur mission en toute indépendance, tant vis-à-vis des pouvoirs publics que des promoteurs ou des investigateurs de recherches cliniques. Chaque Comité est composé de 14 membres titulaires et 14 suppléants, (bénévoles, pour la plupart) désignés, pour une période de 3 ans renouvelables, par le Préfet de Région, sur une base multidisciplinaire, après appel à candidature auprès de publics concernés (personnels de santé, travailleurs sociaux, juristes, spécialistes de l'information, représentants des usagers...).

Ces Comités n'ont pas pour mission de se prononcer sur les aspects scientifiques de la recherche, mais d'assurer la protection des patients inclus dans la recherche, notamment par le contrôle et la validation des procédures d'information et de consentement, ainsi que des critères de sécurité et (éventuellement) d'indemnisation.
L'investigateur du projet doit ainsi communiquer aux patients concernés :

- l'objectif de la recherche, sa méthodologie, sa durée et les bénéfices attendus;

- les contraintes et les risques prévisibles, y compris en cas d'arrêt de la recherche avant son terme;

- l'avis du CCP sur les conditions de conduite de cette recherche.

N'ayant qu'un caractère consultatif, les CCPPRB n'émettaient, depuis 1988, que des avis, dont ils n'assuraient pas le suivi au cours de l'essai. Depuis la réforme de 2004, les CPP sont des instances dotées d'une véritable autorité et peuvent même demander à suivre le déroulement de la recherche, une expérience, éthiquement correcte dans sa conception, pouvant ne pas, forcément, l'être dans sa réalisation, des questions imprévues pouvant, par ailleurs, se poser lors du déroulement de la recherche.

à la loi, celui-ci s'est bien acquitté de ses obligations d'information, envers les participants à cette recherche, sur les objectifs, la méthodologie, la durée, les bénéfices attendus, mais aussi les contraintes et les risques prévisibles (ainsi que leur couverture, par une assurance) et leur a rappelé leur droit de se retirer de l'essai, à tout moment.
Toutefois, réduire à un souci de protection légale, tant de la personne incluse dans une recherche que de l'investigateur et du promoteur de cette recherche, ce consentement "écrit", serait un véritable déni d'une confiance réelle, aussi indispensable en situation de recherche que dans la relation de soins.

Le formulaire écrit révèle, en effet, ses limites, s'il ne s'inscrit que dans une logique réglementaire, et n'intègre pas un niveau relationnel fondé sur le principe du respect de l'autonomie de la personne humaine, et reconnaissant, à chacun, le droit au respect de son corps et de ses choix. Le caractère imparfait du formulaire, ou l'usage qui en est fait, ne signifie pas pour autant, que l'on se trouve engagé dans une recherche contestable ou douteuse, et, *a contrario*, un formulaire parfait ne correspond pas nécessairement à une bonne recherche. Le formulaire n'est, en quelque sorte, qu'un "passeport". Il ne permet pas de juger au fond, c'est-à-dire, de la qualité même de la recherche, de la manière dont elle se déroulera, et comment elle sera perçue par les acteurs concernés.

La pleine légitimité d'un consentement, qui ne serait que "préalable", peut être discutée

Pour cette raison, l'information écrite doit donc être complétée par une information orale, individuelle, adaptée à chaque patient. La question se pose également, rappelons-le, de vérifier comment ce consentement s'inscrit dans la relation et dans sa dynamique temporelle. Particulièrement, dans les cas d'essais sans bénéfice pour le patient, ou lorsque ce bénéfice n'apparaît que comme un résultat éloigné de l'essai clinique, il est indispensable que le consentement, obtenu avant même toute mise en œuvre du processus de recherche, ne vienne pas clore le processus d'adhésion d'un patient. Il doit, au contraire, être le point de départ d'une démarche continue de partage des savoirs, des interrogations et incertitudes liées à la recherche, source de questionnement permanent sur la validité du consentement initial, avec remise en question régulière, fût-ce au prix d'une mise en cause de la logique scientifique. Un consentement, du fait des incertitudes intrinsèques qu'il comporte (difficulté de compréhension, fragilité d'un patient, confiance accordée au médecin) et du fait de la nature de la recherche biomédicale (incertitude scientifique, réorientation de la recherche en fonction de résultats préliminaires, obstacles techniques imprévus…), ne peut être qu'un élément de la protection des personnes, sans prétendre, aucunement, constituer une garantie suffisante. Il pourrait, même, n'être qu'un leurre, s'il ne s'accompagnait pas d'une démarche permanente de questionnement, durant le déroulement des recherches, seule capable de garantir, à la protection du patient, la priorité qui lui revient. Ainsi, peut-on discuter la pleine légitimité d'un consentement qui ne serait que "préalable", seule exigence affichée par les textes législatifs français, reflets, en cela, d'un ancien consensus européen et international (pas d'intervention médicale sur un être humain, sans son consentement préalable, après l'avoir informé de façon honnête et complète). La nécessité d'une confirmation du consentement préalable, à certaines étapes du processus de recherche, est aujourd'hui de plus en plus évoquée, à juste titre, par de nombreux travaux de recherche en éthique et les avis du CCNE. Pour respecter le principe selon lequel "toute personne doit pouvoir sortir à tout moment d'un protocole », une information en continu devrait être délivrée.

Dans de nouvelles situations cliniques et de recherche (comme celles liées à l'étude des marqueurs génétiques d'une personne, à partir de son ADN conservé dans les biothèques), ou dans des situations, plus classiques, qui impliquent le patient dans un très long processus (tels, les protocoles de prévention du risque vasculaire ou de pharmaco génomique appliqués au VIH), a été évoquée la possibilité de solliciter une confirmation du consentement, compte tenu, par exemple, de réorientations de la recherche entreprise, ou, également, des choix de vie des patients. Ces propositions plaident, on le voit bien, en faveur d'un consentement évolutif. Elles soulignent à nouveau, également, qu'un consentement n'affranchit pas le médecin ou le chercheur de sa responsabilité, ni ne lui confère un quelconque blanc-seing. L'obtention et le renouvellement éventuel du consentement doivent s'accompagner d'une vigilance éthique plaçant, en permanence, au sein de la relation médecin-patient, la question de l'opportunité de poursuivre un processus de recherche, et du sens à lui donner, en liaison avec la démarche de soin et d'accompagnement.

L'acceptation de l'incertitude,
par les patients inclus dans des essais randomisés

Les travaux de D.H. Smith, comme ceux de Levine, soulignent la nécessité d'une relation d'excellence entre le médecin qui propose l'essai et le patient, support vivant de cet essai. Ces auteurs estiment qu'un médecin qui n'aurait eu, par le passé, aucun lien relationnel et thérapeutique avec un patient susceptible de rentrer dans un essai, ne pourrait avoir aucune légitimité à le lui proposer. Levine évoque la possibilité de faire appel au médecin de famille du candidat à l'essai, mieux préparé, sous l'angle relationnel, pour lui expliquer les modalités et la finalité du protocole de recherche proposé. Pour d'autres, c'est au médecin-chercheur, lui-même, qu'il incombe d'établir une relation spécifique avec le patient, et d'être l'interlocuteur unique, celui qui réalisera le traitement, mais, aussi, celui qui saura répondre à ses questions.

Il apparaît nettement qu'une évolution s'est esquissée, au cours des années 1990, en faveur d'une synergie entre démarche de soins et démarche de recherche. On peut prendre pour exemple la randomisation (essais comparés, en aveugle), effectuée entre une technique mutilante et une technique conservatrice, ou entre un traitement palliatif et un autre, potentiellement plus risqué, mais potentiellement curatif. On légitime ce type d'étude, à la condition d'expliquer au patient l'enjeu que représente le choix du traitement, à savoir, un traitement classique, qui relève du soin, et un autre, innovant, à classer dans une démarche de recherche.

Foucault résume ainsi cette interrogation, propre à la médecine clinique confrontée à la recherche : *"Le problème moral le plus important que l'idée clinique avait suscité était celui-ci : de quel droit pouvait-on transformer en objet d'observation clinique un malade que la maladie avait contraint à venir demander assistance à l'hôpital ? Il avait requis une aide, dont il était le sujet absolu, dans la mesure où elle avait été conçue pour lui ; et on le requiert, maintenant, pour un regard dont il est l'objet, et l'objet relatif, puisque ce qu'on déchiffre sur lui est destiné à mieux connaître les autres".*

Le soin, objet premier de la relation médecin-patient, pourrait donc, dans un tout autre contexte, céder la place à la démarche scientifique. L'enjeu éthique est alors de ne pas agir dans les situations où ces logiques apparaissent en trop grande tension, et dans les cas où la recherche serait contraire aux intérêts et/ou à la demande du patient. La nécessité d'une information du patient et d'un consentement prend ici tout son sens avec la différenciation de l'intérêt individuel (bénéfice individuel de la recherche), de l'intérêt collectif (retombées pour d'autres patients) et, également, de l'intérêt du chercheur et de la science (amélioration des connaissances, production de savoir scientifique, mais aussi, reconnaissance et prestige des équipes). Dès lors, par son consentement, un patient accepte, non seulement,

Risques et Consentement

Toute recherche, par nature, comporte des risques, y compris graves. La recherche médicale n'y échappe pas, son but n'étant pas que d'étudier les effets bénéfiques d'un traitement, mai aussi, dans ses phases initiales, sa tolérance, sa pharmacocinétique et d'éventuels effets secondaires.

En mars 2006, lors d'un essai médicamenteux randomisé, mené dans un service de recherche clinique d'un hôpital anglais, six des huit volontaires inclus dans l'essai (de phase 1) ont, d'abord, présenté – de façon imprévue - d'intenses douleurs (céphalées et douleurs abdominales), puis ont été pris de vomissements, suivis d'une perte de connaissance, nécessitant, alors, des transferts en réanimation et des soins intensifs. Les deux personnes ayant reçu un placebo étaient indemnes.

La sévérité des données cliniques et leur caractère exceptionnel et spectaculaire a déclenché une vague médiatique, au cours de laquelle les termes de " patients cobayes" sont ressortis, laissant croire, parfois, que ces essais avaient été réalisés sur des sujets malades et non volontaires. Hors il s'agissait bien de sujets sains, volontaires, et ayant donné leur consentement pour participer à une telle étude.

La molécule testée avait été jugée, en termes de pré-requis scientifiques, suffisamment intéressante pour que soit signé un partenariat industriel de recherche en vue d'étude et de fabrication, pour application à l'homme, dans le cadre de nouveaux traitements d'affections rares. De son côté, l'agence britannique chargée de la recherche sur les médicaments avait autorisé les premiers essais cliniques en phase I, en se fondant sur les mêmes pré-requis.

Cet exemple atteste de la nécessité de rappeler que la prise de risque (si elle est raisonnable, exposée et surveillée) est incontournable. La refuser, ce serait la négation de la recherche clinique et le rejet de tout progrès en médecine. Il atteste, également, de la nécessité de s'assurer de la liberté de choix des participants face à cette prise de risque, et, en toute éventualité, de leur assurer une prise en charge médicale optimale (obligation de moyens et de sécurité dans les essais), ainsi qu'une prise en charge sociale et financière des préjudices subis.

de participer à l'essai sur soi-même d'un nouveau traitement, mais également de n'en retirer, éventuellement, aucun bénéfice.

C'est cette évolution que les travaux de B. Hill, en 1948, ont entérinée, avec la mise en place des grands essais sur la streptomycine. Ces essais comparés sont apparus comme un moyen objectif de juger de l'efficacité de nouveaux produits et de nouvelles techniques, de modérer l'enthousiasme que ces découvertes font naître, et de moduler leur prescription à bon escient. La littérature des années 1950 et les travaux de la *Federal Drugs Administration* (FDA), aux Etats-Unis, soulignent les efforts de persuasion et de réorganisation qu'il a fallu pour convaincre, d'abord, les médecins, puis, les patients, du bien-fondé de ces études randomisées, dans lesquelles les patients acceptent de ne pas savoir s'ils reçoivent, ou non, le nouveau traitement.

Une des questions centrales du débat a porté sur la légitimité du recours à un placebo. Ce débat a perduré, depuis, et il a été montré qu'il ne s'agit là que d'un concept évolutif, en fonction des mentalités et des avancées de la science. Ainsi, ce qui, du point de vue d'un comité de la recherche, était éthique en 1986 - étudier un thrombolytique contre un placebo dans l'infarctus du myocarde - ne l'était plus, en 1987, ce type de traitement ayant alors suffisamment prouvé son efficacité pour réduire la mortalité liée à l'infarctus.

Parallèlement, s'est aussi posée la question de l'information du patient sur l'utilisation de placebos dans les essais. Un des éléments du débat est de justifier, qu'au nom de la démarche scientifique, le patient reste dans l'ignorance de ce qu'il reçoit effectivement comme produit, nécessité liée à la méthodologie scientifique des essais dits "en aveugle", dans lesquels le patient ne doit pas savoir ce qu'il reçoit, de manière à gommer les effets psychologiques potentiels dans les résultats. Plus avant, dans cette logique, Brody affirme qu'il faut aller jusqu'à cacher l'annonce de la possibilité d'un placebo, si l'on veut réellement tester l'impact du produit en regard du placebo. Par ailleurs, informer le patient sur l'existence d'un protocole avec placebo a été décrit comme éthiquement problématique, par rapport au bien-être du patient. Ainsi, les travaux de Skovlund montrent que, chez les patients souffrant d'un infarctus du myocarde, le fait de dire à un malade qu'il va peut-être recevoir un placebo ou un produit plus ancien (*a priori*, moins actif que le produit testé) est susceptible d'aggraver les lésions, en raison du stress éventuel provoqué par cette annonce.

Les revendications, depuis les années 1990, sur l'information légitimement due au patient, et la possibilité d'un accès plus large, du public, au discours médical, plaident de plus en plus pour un partage de l'information et un discours de vérité. De nombreux travaux et des constats cliniques montrent d'ailleurs que l'on peut renseigner le patient sans arrière-pensée sur les protocoles avec placebo, à condition que le temps consacré à décrire l'expérience soit suffisant et que l'accompagnement soit de qualité.

Accepter l'inclusion dans un protocole, c'est donc accepter de reconnaître les limites des connaissances médicales, ce qui participe d'ailleurs, parfois, d'une démarche courageuse, tant de la part du public que de celle des médecins. La cancérologie en est un des témoins emblématiques, passé du stade de l'inefficacité thérapeutique à celui de progrès permanents, grâce à l'omniprésence de la recherche clinique dans la prise en charge des patients. Il n'est, en effet, pas un domaine de la cancérologie qui, aujourd'hui, ne propose aux patients de participer, peu ou prou, à un essai, le soin et la recherche étant en permanence entremêlés.

S'en tenir à la lettre du consentement peut apparaître comme un artifice

Les grands principes historiques qui fondent le consentement sont connus, et pourtant, dans de nombreuses situations, sa validité demeure contestée. Face à un patient inconscient, ou à un très jeune enfant, face à un patient n'ayant plus toutes ses facultés de jugement, mais, malgré tout, susceptible d'être inclus dans un protocole expérimental, et même, plus simplement, face au commun des patients (pour qui les données médicales et scientifiques apparaissent très complexes), se pose la question de la validité du consentement. De nombreux travaux ont permis d'établir ses limites opérationnelles et, dans certaines situations, la garantie toute relative qu'il apporte dans la protection des personnes.

Une enquête américaine a souligné ainsi les difficultés de la communication entre le médecin et le malade : 42% des médecins impliqués dans un essai disent ne pas savoir quel niveau d'information souhaite le malade. Une autre enquête, menée auprès de patients cancéreux, sur l'information retenue par les malades dans des essais de phase III, révèle une mémorisation insuffisante, pour un tiers d'entre eux, et, parfois même, l'incompréhension de l'essai thérapeutique. Dans le même registre, d'autres travaux ont montré que l'information, bien que correctement délivrée par les cliniciens, était, plus ou moins, mal enregistrée par les patients en situation de stress physique, de troubles, comme, par exemple, dans le cadre de l'autoconservation de sperme, avant chimiothérapie ou radiothérapie potentiellement stérilisantes. Une enquête réalisée à Orléans, en 1994, dans le cadre d'une étude sur les infarctus du myocarde, soulignait que 21% des patients signaient le formulaire de consentement pour faire accélérer les soins, et 24,2% le faisaient en pensant ne pas avoir le choix! Néanmoins, tous ces travaux montrent, cependant, un intérêt des malades pour une participation à la décision, et l'instauration d'un dialogue apparaît utile et importante à une majorité d'entre eux.

La question du consentement lorsque la personne n'a plus toute sa conscience demeure également très présente. Cette question se pose couramment en médecine d'urgence, mais revient, aussi, régulièrement, dans le discours des psychiatres, confrontés aux critères de validité appliqués au consentement : si ces normes étaient strictement respectées, le consentement ne serait plus valable pour un dépressif sur quatre, trois schizophrènes sur quatre et pour tous les patients présentant un retard mental, même léger. Ce même questionnement se retrouve en gériatrie, pour des personnes victimes d'accidents vasculaires cérébraux, dans le cadre de protocoles de recherche sur une population vieillissante, notamment dans le cadre de la maladie d'Alzheimer. Autant de situations cliniques qui aboutissent à des impasses opérationnelles, lorsque le médecin recherche un consentement qui puisse s'inscrire dans le double respect de l'autonomie et de la dignité de la personne. Faut-il alors solliciter celui de la famille, comme le propose le Conseil Consultatif National d'Ethique? Les travaux de Warren ont montré que, dans 31 % des cas, les proches d'un patient pouvaient donner leur accord à son inclusion dans un protocole de recherche, tout en estimant que leur avis pouvait ne pas refléter celui du patient !

S'en tenir à la lettre du consentement, sans avoir conscience de ces limites, peut donc apparaître comme un artifice, ne correspondant pas à la réalité de la situation médicale, au sein de laquelle se tissent les liens complexes de la relation médecin-patient.

VI- Le consentement dans la transparence, avec le dossier médical personnel

Le dossier médical est devenu l'élément central de la relation médecin-patient. Officiellement, en France, l'obligation de tenir un dossier a été formalisée *a minima* en 1995, dans le Code de Déontologie, dont l'Art.45 indique que "*le médecin doit tenir pour chaque patient une fiche d'observation qui lui est personnelle; cette fiche est confidentielle et comporte les éléments actualisés, nécessaires aux décisions diagnostiques et thérapeutiques* ".

L''arrêt Hédreul - en 1997 - va influer sur le contenu du dossier médical, en stipulant que "*celui qui est légalement ou contractuellement tenu d'une obligation particulière d'information doit rapporter la preuve de l'exécution de cette obligation*". Le fait de lier l'obligation d'information du patient, par le médecin, à sa preuve, s'est concrétisé, entre autres procédures, par une réflexion sur l'évolution de la tenue du dossier médical et de son contenu. La loi du 4 Mars 2002 accélère ce processus dans la mesure où elle garantit le libre accès du patient à son dossier. Le dossier médical devient, ainsi, personnel, dans le sens où son contenu est, désormais, autant la propriété du patient que celle du professionnel de santé.

Des registres médicaux hospitaliers au dossier médical individuel

La démarche médicale d'établissement d'un dossier du patient est fondée sur l'observation du malade et sur le suivi de l'évolution de sa situation. Les informations recueillies auprès des patients ont, historiquement, constitué des éléments irremplaçables pour la transmission des données entre médecins, ainsi que pour celle du savoir et des connaissances médicales. Au IXe siècle, déjà, des médecins arabes, - Rhazès (865-925), Avicenne (930-1037) ou Avenzoar (1073-1162) - ont ainsi consigné dans des registres l'historique de cas intéressants. A partir du XVIIe siècle, les données médicales sont rassemblées sous forme de registres médicaux de patients, à visée épidémiologique, nosologique et administrative.

La notion de dossier médical individuel, affecté à chaque patient, ne prend corps qu'au XVIIIe siècle, dans les hôtels-dieu. Le contenu en reste succinct et limité au descriptif de l'état du patient à son entrée, et de son devenir au terme de son séjour dans l'institution. C'est au XIXe siècle que se constitue ce que l'on pourrait appeler un dossier de suivi régulier des soins. Avec la création d'hôpitaux plus modernes, le dossier médical se systématise, est étendu à toute personne hospitalisée, et inclut des données médicales, sociales et administratives. Le contenu médical repose sur des prises de notes datées, destinées à guider la pratique du médecin et à l'aider dans sa mémorisation, au jour le jour, de la situation des patients. Le dossier sert aussi de support à la prescription destinée aux pharmaciens et au personnel soignant. En médecine de ville (au cabinet du médecin ou au domicile des patients), le principe de l'oralité demeure la base de la pratique médicale jusqu'au début du XXe siècle, avec cependant l'apparition progressive de fiches médicales, plus ou moins exhaustives, selon les praticiens.

Les progrès - et la complexité croissante - de la médecine, la nécessité d'assurer un meilleur suivi des patients et la pression de plus en plus forte que ceux-ci vont exercer pour être mieux informés de leur état de santé, vont, progressivement, engendrer une nécessaire et inéluctable évolution du dossier médical. Dès les années 1930, aux Etats-Unis, certains hôpitaux, comme la Mayo Clinic, accordent une grande importance au dossier du patient, pour améliorer la pratique des soins, mais aussi comme support de la recherche médicale. En 1931, un "*medical record*", enregistrement de qualité des données médicales dans les hôpitaux, était considéré comme une exigence éthique. En France, l'évolution du dossier est amorcée dans les années 1950, avec la mise en place d'une feuille de surveillance clinique et d'une feuille de température, remplies quotidiennement, ainsi que d'une feuille du suivi de délivrance des médicaments. Il s'enrichit dans les années 1960, avec l'intégration progressive des comptes-rendus des examens complémentaires (biologie et radiologie essentiellement).

Le concept de dossier médical se structure, ainsi, peu à peu, d'abord en milieu hospitalier, puis en médecine de ville, avec un cahier d'observation clinique, un archivage des examens biologiques, ainsi que des radios et autres examens complémentaires et une fiche de surveillance journalière des constantes du patient (tension artérielle, pouls, fréquence cardiaque, fréquence respiratoire, glycémie capillaire...). Au cours des années 1980, le stockage dans une pochette, au sein du dossier, de tous les courriers concernant le patient, échangés entre les professionnels, devient systématique. Cette pochette contient également les comptes-rendus d'hospitalisation et de tout acte technique ou chirurgical réalisé auprès d'un patient. Une nouvelle étape est franchie, en ce début du XXIe siècle, avec le lancement de l'informatisation de tous ces éléments, dans le cadre de dossiers médicaux personnels, auxquels le patient peut avoir accès.

Un enjeu du lien de confiance entre les malades et les professionnels de santé

Toute cette évolution est liée à une demande forte de la société et des associations de patients, relayées par une part non négligeable du corps médical, dont les mentalités ont évolué, et désormais conscient de la nécessité, pour le patient, de pouvoir prendre connaissance des éléments concernant sa santé, au nom de la transparence, de la continuité et de l'efficacité des soins. Quelques dates sont à retenir :

- l'adoption, par l'Association médicale mondiale, à Lisbonne, en 1981, d'une Déclaration des droits du malade, dont un des points souligne la nécessité d'améliorer l'information du patient et l'accès aux données qui le concernent;
- l'adoption, en 1984, par le Parlement européen - devant l'absence d'une législation spécifique consacrée aux droits du patient - d'une résolution visant à établir une Charte des droits du patient ;
- la publication, en 1994, par l'Organisation Mondiale de la Santé (OMS) et le Comité permanent des Ordres et Associations médicales de la Communauté Européenne, de la Déclaration d'Amsterdam, déclaration des droits des patients, fruit de la consultation élargie organisée par l'OMS, dans le cadre de l'Europe, et proposée comme modèle aux différents Etats. L'enquête préalable avait porté sur huit points, chacun faisant l'objet d'un développement : le consentement, l'information, la confidentialité et la protection des données médicales, le secret médical, les catégories spéciales de patients (âgés, mineurs, incapables), la promotion des droits des patients, les procédures de contrôle et de plaintes et l'accès des patients aux données médicales les concernant ;
- la "Charte du patient hospitalisé" qui, en 1995, en France, reprenait des dispositions conformes à la Déclaration d'Amsterdam, avec, en particulier, la reconnaissance des droits du patient à une communication pleine et entière des données médicales le concernant.

Aux Etats-Généraux de la Santé, à Nantes, d'Octobre 1998 à juin 1999, la volonté des patients d'être davantage impliqués dans la gestion de leur santé avait été largement exprimée, par les associations de malades représentatives. Peu après, une enquête d'opinion révélait que près de 9 sur 10 des Français consultés se prononçaient pour la liberté d'accès à leur dossier médical. En même temps, des voix s' élevaient pour dénoncer les conflits et parfois les drames que pouvaient générer les entraves, volontaires ou non, apportées à cette liberté d'accès au dossier médical : dossiers incomplets, lenteur administrative... et, lors d'un colloque à l'Assemblée nationale sur "l'Accès au dossier médical et les droits de la personne malade", le Secrétaire du Comité national d'orientation des Etats généraux de la santé estimait nécessaire de rappeler qu'il était temps "*d'apprendre à faire la différence entre l'existence d'un droit et l'effectivité de ce droit*".

En 2001, l'Agence Nationale d'Accréditation et d'Evaluation en Santé, précisait, à la fois, les contours et le contenu du dossier médical. L'ANAES le définit, ainsi, comme un document sécurisé et pérenne, regroupant, pour chaque patient, l'ensemble des informations le concernant. Informations médicales (nature des soins dispensés, conditions et circonstances et résultats obtenus), mais, aussi, socio-administratives ou autres, utiles à une prise en charge et au suivi de la santé. Fiable et exhaustif, son contenu doit permettre de faire, du dossier médical, un outil d'analyse, de synthèse, de planification, d'organisation, de traçabilité des soins et de l'ensemble des prestations dispensées au patient.

C'est dans ce contexte que la loi du 4 mars 2002 (dite de Démocratie Sanitaire), relative aux droits des malades et à la qualité du système de santé, a établi le principe que "*Toute personne a accès à l'ensemble des informations concernant sa santé, détenues par des professionnels et établissements de santé...* " Une fois la demande formulée, un délai de réflexion de 48 heures doit être respecté pour laisser au patient la possibilité de confirmer ou d'infirmer sa demande. Ensuite, la structure ou le médecin sollicités disposent de 6 jours (soit un total de 8 jours après la demande) pour communiquer le dossier. Si les données remontent à plus de 5 ans, ce délai est porté à deux mois. La gratuité de l'accès aux données est un principe inscrit dans la loi, à l'exception des coûts de reproduction et d'envoi.

La possibilité est reconnue, à une personne de confiance désignée par le patient, de l'accompagner dans ses démarches de consultation de son dossier médical, comme dans ses démarches de soins. La présence d'une tierce personne, lors de la communication de certaines informations peut, d'ailleurs, en référence à la même loi, " *être recommandée par le médecin les ayant établies ou en étant dépositaire, pour des motifs tenant aux risques que leur connaissance, sans accompagnement, ferait courir à la personne concernée. Le refus de cette dernière ne fait pas obstacle à la communication de ces informations*".

Doivent être ainsi mises à la disposition du patient, qui les demande, toutes les informations ayant contribué à l'élaboration et au suivi, diagnostique et thérapeutique, des soins, ou à une action de prévention, les comptes-rendus de consultation et d'hospitalisation, les protocoles suivis et les prescriptions thérapeutiques mises en œuvre, les résultats d'examens, ainsi que les correspondances entre professionnels de santé. Il faudrait y ajouter, pour être complet, tous les aspects médico-sociaux de prise en charge par le médecin, telles que les orientations vers les intervenants sociaux et les reconnaissances du statut de handicap ou de maladie chronique ou sévère, dans le cadre des ALD (Affections de longue durée) donnant ouverture de droits spécifiques par la sécurité sociale.

En revanche, la loi n'aborde pas clairement le problème des notes personnelles du médecin, un outil de travail fondamental de la pratique quotidienne, mais susceptible de provoquer des effets pervers, en raison du caractère aléatoire de données, forcément évolutives, qui peuvent y être consignées. Le même mutisme est observé quant aux notes informelles des assistants dans les services, qui constituent pourtant une base fondamentale du suivi des patients.

Nonobstant ces interrogations, le patient peut, dès lors, être considéré comme un partenaire informé, responsable, capable de prendre en compte les impératifs de sa santé, tant au niveau du suivi d'un traitement que de l'acceptation de mesures de prévention. L'officialisation par la loi du droit d'accès du patient à son dossier médical est venue parachever l'obligation, faite au médecin, du devoir d'information de son patient. Le dossier médical devient, de fait, l'outil fondamental de communication entre le médecin et son malade, et, plus concrètement, un enjeu du lien de confiance à développer entre les professionnels et les malades.

Et cela d'autant plus que les conditions d'exercice de la médecine ont grandement évolué du fait des progrès scientifiques et technologiques, ainsi que des contraintes socio-économiques et d'une nouvelle organisation du système de soins. La pratique médicale est, aujourd'hui, largement multidisciplinaire, entraînant, ainsi, l'implication de plusieurs professionnels, et le dialogue médecin-malade n'est plus si souvent singulier, notamment dans le cadre des réseaux de soins, qui mobilisent, en permanence, diverses compétences au profit du patient. Mais l'intérêt d'un dossier médical partagé n'est pas moins évident en médecine ambulatoire de ville, en cas de remplacement ou de changement de médecin traitant, ou encore en situation de recours aux services d'urgences, ou de prises en charge conjointes.

Un outil adapté

à une prise en charge globale du patient

ASDES est, en Ile-de-France, un réseau de santé "Ville-hôpital" de prise en charge globale du patient, en coordonnant les soins, les actes de dépistage, ainsi que des programmes d'éducation à la santé, en liaison avec l'hôpital, le médecin-traitant de chaque patient, et les auxiliaires médico-sociaux (infirmières, diététiciennes, psychologies, conseillères sociales...) sollicités. La qualité de cette prise en charge globale thérapeutique, ainsi que des programmes de prévention, nécessite que chacun des acteurs impliqués connaisse les besoins du patient et l'état d'avancement de la prise en charge. Pour cela, une plateforme informatique d'échange de données permet de suivre, avec le consentement des patients, leur parcours de santé.

C'est là une expérience de dossier médical personnel, de santé publique clinique, en grandeur réelle. Le dossier, basé sur le serveur informatique des Hôpitaux de Paris (APHP), répond aux impératifs d'information et de gestion sécurisée exigés par la loi, l'accès partagé étant réservé aux professionnels du réseau. Ce dossier comporte en effet, comme tout dossier médical, des données sensibles, mais avec une spécificité inhérente à la prévention : compte tenu de ses facteurs et comportements à risque, le patient accepte de construire, avec son médecin traitant et l'équipe médico-sociale du réseau, un parcours de santé coordonné.
Au plan pratique, une équipe de coordination (composée de médecins et d'un secrétariat médical) est chargée de gérer, avec les patients, leur parcours de soins et de prévention, avec la mission :
- d'actualiser, régulièrement, les dossiers informatiques des patients,
- de statuer sur les réponses (positives ou non) apportées,
- de relancer, individuellement, les soignants en charge des patients,
- d'assurer le suivi des actes thérapeutiques ou de prévention prescrits,
- d'assister les patients dans une éventuelle prise en charge médico-sociale.

Les professionnels impliqués dans un traitement échangent des données sécurisées, afin de situer le patient au centre du dispositif d'information sur l'avancée des soins prescrits. Une démarche essentielle pour les personnes fragilisées, dans un système de santé, certes efficace, mais d'accès complexe dans des situations de vulnérabilité.

Cette nouvelle donne de la pratique médicale a été prise en compte par la loi du 13 Août 2004 qui, en instituant le "médecin traitant", a fait du dossier médical, par-delà sa mission d'information, le pivot de la gestion des actes de santé, en vue de "*favoriser la coordination, la qualité et la continuité des soins, gage d'un bon niveau de santé...*".

Des obstacles techniques et éthiques

En 2004, il était, ainsi, décidé d'instituer, pour chaque patient, un dossier médical informatisé unique, accessible sur l'ensemble du territoire. Le *Dossier Médical Personnel* mis en place dans le cadre de la convention médicale de février 2005, concrétisait cette volonté de rationalisation du parcours de soins des patients (à l'hôpital, mais, aussi, en médecine de ville et dans le cadre des réseaux de santé). En outre, tout détenteur de ce dossier médical (médecin ou structure habilitée) était désormais tenu, à la demande du patient, ou avec son consentement, de transmettre aux professionnels de santé participant à sa prise en charge, ou à ceux qu'il entendait consulter, les informations et documents utiles à la continuité des soins ainsi qu'au développement de la prévention.

Face à la quantité et à la diversité d'informations, ainsi qu'à la souplesse de gestion exigées par la réalisation et le suivi de dossiers médicaux très élaborés, le recours à l'outil informatique devait, *a priori,* permettre d'apporter une réponse satisfaisante. En fait, la complexité technique du projet - et son coût - du fait de la confrontation d'impératifs professionnels stricts à un choix de libre accès du patient dans les mêmes structures d'information, ainsi que de questions éthiques soulevées par la prise en compte de données sensibles (maladies graves ou héréditaires, interruption de grossesse, toxicomanie, dépression, conflits conjugaux ou professionnels...) que le patient souhaiterait ne pas voir communiquées à tous les professionnels qu'il pourrait être amené à consulter, ont conduit à un report de sa réalisation à l'horizon 2012.

Dans l'intervalle,, des expérimentations au niveau des régions doivent permettre de "clarifier" certains aspects du projet, portant, notamment, sur le choix entre, pour le patient, obligation et volontariat de l'adhésion, ainsi que sur les problèmes liés à l'accès des patients aux données, et aux modalités de leur participation à leur gestion. Une question d'autant plus essentielle que, indépendamment de demandes du patient, une règle prévaut, à savoir que le partage des informations (informatisées ou non), entre professionnels de santé, ne doit se faire que dans le strict intérêt du patient, comme prévu dans le cadre de la loi de 2002. Cela pose le problème du masquage ou non de certaines données, de qui, entre patients et médecins, en décide et qui, en fin de compte, est le plus à même de juger de l'intérêt du patient. L'acceptation d'une prééminence de l'autonomie de la personne ferait du patient l'arbitre absolu. Mais on connaît les limites d'une telle option, dans un contexte psychiatrique, ou face à des personnes âgées et, plus largement, à des patients rendus vulnérables par la maladie, peu avertis de leurs droits.

Enfin, persiste toujours dans les esprits la crainte (fondée ou non) de la récupération, par des tiers, de données circulant *via* Internet. Le risque majeur représenté par l'informatisation est, en effet, celui d'une maîtrise insuffisante de l'information, et de l'usage qui pourrait en être fait, et donc, une remise en cause effective du secret médical.

Cogestion du dossier médical et sauvegarde du secret médical sont-ils compatibles ?

Le cadre de l'hébergement informatique des données médicales est, en fait, fixé par la loi de 1978 sur l'informatisation des données personnelles et celle de 2002 sur les droits des malades.

Outre la capacité technique à traiter le dossier, la procédure d'agrément implique le respect des règles de confidentialité, de sécurisation des données (codes et cryptage), de mise à disposition permanente au bénéfice de ceux qui ont confié des données médicales, d'obligation de garde trentenaire (pouvant aller jusqu'à 48 années s'il s'agit de soins à un mineur), et, enfin, d'interdiction d'utilisation à des fins commerciales, politiques ou autres. Lors de sa séance du 10 juin 2004, la CNIL (Commission Nationale Informatique et Libertés) a insisté sur la couverture par le secret professionnel, sous peine de sanctions pénales, des données enregistrées, sur la stricte sécurisation du réseau Internet utilisé et sur les engagements légaux, médico-légaux et éthiques de l'hébergeur. Ces obligations s'imposent aussi aux établissements de soins, aux réseaux de santé, et à tous les professionnels de santé, dès lors qu'ils rentrent dans un système d'informatisation avec partage de données. Une déclaration doit être faite, lorsque le principe du fichier commun partagé est envisagé. De plus, le patient doit donner un consentement explicite, les personnes habilitées à avoir accès au dossier étant nommément désignées, et les oppositions du patient devant alors être prises en compte.

Si, au niveau local d'un établissement, d'un cabinet médical ou de tout autre intervenant en santé, ces garanties peuvent être assurées, aucun rapport, à ce jour, ne statue sur la fiabilité des échanges inter établissements et sur les garanties requises d'un dossier unique national communicant, pour tout citoyen, perspective contre laquelle de fortes réticences se sont manifestées.

Qu'un dossier soit uniquement local ou externalisé à un lieu de soin (dans les réseaux de santé, par exemple), les données qu'il recèle relèvent de la responsabilité médicale. Non pas celle d'un médecin unique (celui qui ouvrirait le dossier partageable du patient, par exemple, tel, le médecin traitant), à qui incomberait la gestion de l'ensemble du dossier, mais celle de tous les professionnels y intervenant. Chacun a sa part de responsabilité, au sens éthique et déontologique comme au sens juridique et, en cas de divergence médicale, seul, le (ou les) professionnel concerné par la partie du dossier incriminée est mis en cause. Ce qui implique, pour tous et pour chacun, en particulier, une grande vigilance, aussi bien dans leurs comptes-rendus et leurs appréciations que dans leur participation à la protection de l'accès aux dossiers, *via* leur système de codage et leur carte informatique CPS (Carte de Professionnel de Santé).
Ce qui renvoie à la question centrale : jusqu'où la société est-elle prête à s'investir pour que ces professionnels de santé aient le temps et les moyens de se consacrer à la tenue de dossiers médicaux de qualité ? Cela nécessite, en particulier, d'accepter un réinvestissement sur les questions de relation et de temps nécessaire à une prise en charge efficace des malades. Ce n'est pas la multiplicité des échanges informatiques qui rend l'information plus riche et plus pertinente. Ce n'est pas la technologie seule qui peut répondre à la nécessité de l'amélioration de l'information. La qualité des informations échangées dépend de celle des informations produites à la source, c'est-à-dire des données recueillies dans les dossiers médicaux, des modes d'expression et des modalités de saisie.

On le voit bien, le dossier médical doit s'adapter aux exigences nouvelles de la médecine, en termes de qualité, de sécurité et de continuité des soins, mais, aussi, comme support pour la recherche, l'enseignement et la santé publique. L'informatisation doit, dès lors, avoir comme objectif l'amélioration de la qualité des dossiers, mais, aussi, de la protection des patients. Il ne faut pas se cacher que, conjuguée au droit de libre accès du patient à son dossier, elle externalise les données médicales hors de la relation médecin-patient, fragilisant ainsi, potentiellement, le maintien du secret médical. Informer le patient sur ce risque est essentiel, afin qu'il ne soit pas l'instrument involontaire, par négligence ou insuffisance d'information, de la violation de ce secret.

[illegible] de santé ont la maîtrise des échanges entre établissements et les surcoûts [illegible] requises [illegible] d'une telle logique [illegible] et qui sont [illegible] en perspective [illegible] sont manifestes.

Quant au généraliste qui serait le médecin [illegible] le [illegible] de la responsabilité médicale [illegible] pouvant [illegible] du patient [illegible] le médecin traitant) à qui [illegible] la gestion de [illegible] mais celle de tous les professionnels [illegible] sont [illegible] comme [illegible] en cas de [illegible] par la partie [illegible] et pour chacun [illegible] des comptes rendus et la [illegible] que [illegible] la protection de l'accès aux [illegible] système [illegible] CNS (Ordre des professionnels de Santé).

Ce qui renvoie à la [illegible] centrale [illegible] s'il est [illegible] que des professionnels [illegible] de la tenue de [illegible] en particulier [illegible] de temps [illegible] en [illegible] pas la multiplicité des relais informatiques [illegible] et plus pertinente [illegible] la technique [illegible] nécessité de l'amélioration [illegible] échanges [illegible] du [illegible] des données [illegible] d'expression et les modalités de saisie.

On le voit bien, le dossier médical doit [illegible] médecins [illegible] qualité [illegible] publique. L'informatique [illegible] l'amélioration de la qualité des dossiers [illegible] patient [illegible] son dossier, elle [illegible] médical [illegible] information de l'évaluation de ces [illegible].

VII – Le Consentement au don d'organes et à l'utilisation d'éléments du corps

Les dons d'organes (cœur, rein, foie, poumons,...) ou autres éléments du corps humain (sang, moelle, sperme, peau, cornée...) sont, aujourd'hui, un enjeu essentiel de la pratique médicale mise en œuvre pour la préservation de la vie. Dans un autre registre, le don de gamètes (sperme ou ovocytes) permet de rendre à des couples infertiles un pouvoir de procréation, par le biais de l'Assistance Médicale à la Procréation (AMP).

La première tentative, en France, de transplantation d'organe remonte à 1952, avec une greffe de rein,, à partir de donneur vivant, réalisée par l'équipe du Pr J. Hamburger, de l'hôpital Necker, à Paris. L'opération échoua en raison de phénomènes de rejet de la greffe. Des résultats positifs devaient être obtenus, deux ans plus tard, aux Etats-Unis, dans le cadre d'une greffe entre vrais jumeaux (Boston, 1954). Et ce n'est qu'après la découverte des groupes tissulaires (Système HLA), et les avancées réalisées dans le domaine de l'immunologie, qu'on a pu comprendre et prévenir les mécanismes de rejet des greffes par les receveurs.

Dans un premier temps, les greffons étaient obtenus à partir d'un donneur vivant ou d'un cadavre. La définition, en 1959, de la mort encéphalique (décrite, au départ, comme un coma dépassé), allait donner à la transplantation un élan nouveau, avec l'apport de greffons obtenus à partir de personnes décédées, mais dont la respiration et la circulation sont maintenues artificiellement pendant le temps nécessaire à un prélèvement d'organe. La pratique de la greffe s'est alors développée rapidement : celle du cœur en 1967, du foie en 1972, du pancréas en 1976, du bloc cœur-poumon en 1981, du poumon, seul, en 1987...

Le nombre de patients, en France, en attente de greffes d'organes, atteint plusieurs milliers, sans compter ceux en attente de greffes de tissus, encore plus nombreux. Le taux de donneurs prélevés (16,8 par million d'habitants) y est comparable à celui d'autres pays européens, mais inférieur à celui des Etats-Unis (21) et à celui de l'Espagne (29).

Anonymat et Gratuité

En France, les dons d'organes, d'éléments et de produits du corps humain sont anonymes et gratuits. Dans d'autres pays, et pas seulement du tiers monde ou en voie de développement, les greffes d'organes, tant à partir de donneurs décédés que vivants, s'inscrivent dans le cadre de véritables transactions commerciales, arguant d'une légitimité fondée sur une solidarité économique envers les populations les plus démunies.

L'imposition du respect de l'anonymat, tant du donneur décédé que du receveur, a pour but d'éviter de délicats problèmes relationnels entre les familles concernées, et de faciliter le deuil de celle du donneur, ainsi que la convalescence du receveur, destiné à vivre avec un organe ou des tissus étrangers à son propre corps.

La gratuité du don relève du principe de l'extra-patrimonialité des éléments et produits du corps humain. Il se fonde sur une générosité et une solidarité aveugles et inconditionnelles et se situe dans une symbolique de groupe, de responsabilité collective, de mutualité. C'est un effacement de soi, et le donneur ne saurait en aucun sens revendiquer son geste. C'est pourquoi, le don d'organes et d'éléments et de produits du corps humain peut se concevoir sans réciprocité attendue.

La perspective de réciprocité ne peut être, en tout état de cause, une condition du don, et ne peut, quoi qu'il en soit, être évoquée que dans un cadre de réciprocité collective, et non individuelle.

Si toutefois, s'agissant de donneur vivant, cette hypothèse ne peut être totalement écartée (comme, par exemple, pour les dons de sang, les dons de moelle...), elle n'est ni immédiate, ni chiffrable. C'est une potentialité, intemporelle, qui peut ne jamais se réaliser.

Un concept nouveau : le "consentement présumé"

Lorsque l'acte devient médicalement et scientifiquement possible, aucune législation ni règlement précis n'encadraient ces interventions, et la pratique médicale était confrontée à une absence totale de procédures. En effectuant des prélèvements, les chirurgiens se trouvaient alors (théoriquement) sous le coup d'éventuelles poursuites pénales, pour atteinte à l'intégrité du corps de la personne donneuse. La circulaire de 1968 autorisant le prélèvement d'organes sur un sujet en état de mort encéphalique ouvrait, sans aucun doute, la voie à un compromis efficace... sans que, toutefois, le cas du donneur vivant, soit, pour autant, réglé. Quoi qu'il en soit, de nombreuses questions d'ordre éthique restaient posées, concernant l'atteinte portée à l'intégrité du corps, le respect des principes essentiels (pour la médecine française) de gratuité, d'anonymat et de secret médical, et, surtout, l'information et le consentement, tant du donneur que du bénéficiaire. Dès 1970, les professionnels de santé proposent, qu'avant tout prélèvement, les proches soient consultés, afin de tenter de connaître la position du défunt sur la question. Et lorsque celui-ci ne s'est pas clairement exprimé sur le sujet, le point de vue exposé est alors souvent, de fait, celui des personnes consultées, avec, pour conséquence, des taux de refus très élevés, en particulier lorsqu'il s'agit du prélèvement du cœur. Le dilemme est le suivant le recours possible au prélèvement d'organes dans une société qui n'y est pas préparée. Jusqu'en 1976, il n'existera, en France, aucune réglementation d'ensemble concernant les prélèvements d'organes. La "loi Caillavet", viendra combler ce vide législatif, et fera, désormais, en France, du don d'organe, un "privilège" afférent, *ipso facto,* à toute personne majeure capable d'exercer ce droit, introduisant, du même coup, un concept entièrement nouveau : le "consentement présumé".
L'Art. 1 pose le principe du "*consentement libre et exprès, d'une personne vivante majeure et jouissant de son intégrité mentale, à tout prélèvement en vue d'une greffe, dans un but thérapeutique, sur un être humain* ".
L'Art. 2 établit que "*des prélèvements peuvent être effectués, à des fins thérapeutiques ou scientifiques, sur le cadavre d'une personne n'ayant pas fait connaître, de son vivant, son refus d'un tel prélèvement*" .
Il faut rapprocher de cette évolution légale, autorisant l'atteinte à l'intégrité du corps, les propos de Jean Rostand qui, en 1966, exposait que de telles atteintes *" ne seront tolérables qu'autant qu'elles procéderont d'une intention généreuse, élevée et tendant à des fins positives, cliniques, scientifiques ou didactiques ".*

Le consentement présumé : la négation de l'autonomie du patient ?

Pratiqué, en France, pour les dons d'organes, depuis plus d'un quart de siècle, et bien qu'ayant permis le déploiement d'une politique de grande ampleur et de grande qualité, le consentement présumé suscite des interrogations. Il présuppose, en effet, une adhésion collective au principe du don, au nom d'une société solidaire et fraternelle, et dans laquelle le corps et l'esprit sont dissociés. Dès lors, avec la mort, chaque être s'efface au profit du bien général, son corps revenant à la collectivité.

La société a évolué, face aux problématiques de la libre disposition du corps, de la fin de vie et des droits des patients. Le recours au principe du "consentement présumé", bien que fondé sur des valeurs de solidarité et répondant à des impératifs de santé publique, semble parfois faire le grand écart dans une société qui, par ailleurs, plaide, dans tous les autres domaines de la santé, pour la montée en puissance de choix explicites des patients. Une question qui, à l'heure d'une internationalisation des principes de la bioéthique (dont l'un des fondements est le respect absolu de l'autonomie des personnes), est aujourd'hui posée.

Au cœur du débat, est donc bien l'absence, dans la procédure du consentement présumé, d'une réelle autonomie de décision et de choix. Une approche fondée davantage sur l'éducation et une prise de conscience de la nécessité d'une solidarité positive, plutôt que subie, permettrait, sans aucun doute, de le faire progresser. Cette question se posera avec d'autant plus d'insistance que se développeront des interventions, telles que les greffes du visage (allotransplantation de tissus de la face), mettant en jeu, d'une façon ou d'une autre, des éléments liés à l'identité ou au respect du donneur. Ce type de prélèvement, à l'encontre de celui d'un organe interne, impliquant une approche spécifique par rapport, à la fois, au corps de la personne décédée et au travail de deuil de ses proches, requiert, de toute évidence, de réfléchir à la nature du consentement requis.

Contester la réalité de la nécessité d'une démarche volontaire, témoigne d'une insuffisance d'information et d'ouverture des esprits à la valeur du don et à son choix volontaire et exprès. C'est, dans une certaine mesure, la négation du principe d'autonomie de la personne.

C'est bien ce qui est sous-jacent dans l'esprit de la "Loi Caillavet ". Mais, bien que reconnaissant l'extrême qualité du travail effectué, des voix s'élevèrent pour dénoncer le fait que le texte accordât peu de place à l'expression de l'intention du défunt, exprimée à travers l'avis de ses proches, y voyant là une conception utilitariste du corps, une solution technocratique laissant peu de possibilités à l'expression de la volonté des personnes en cause. Des craintes se sont alors exprimées, que, dans ce domaine sensible, des décisions pourraient être prises à l'encontre de toute référence aux règles démocratiques. S'il est nécessaire de tempérer de tels propos, force est, néanmoins, de constater que le corps humain pourrait, dans une telle logique, être exploité en dehors de toute adhésion véritable des personnes concernées.

La tentation d'utiliser les corps, après la mort, a toujours été forte, en médecine. La société a souvent redouté ces situations (autopsie, expérimentation sans contrôle préalable) où la personne a tendance à disparaître au profit du corps-objet. En raison de cette crainte d'une conception trop utilitariste du corps humain, les lois de bioéthique de 1994, tout en maintenant le principe du consentement présumé de la loi Caillavet, allaient y ajouter celui du recueil, auprès de la famille, de l'avis du défunt, démarche déjà spontanément pratiquée par certains professionnels avant - et après - la "loi Caillavet ".

Les règles actuelles de bon usage du don d'organes et d'éléments du corps humain sont donc la résultante de la loi de 1976 et des lois de bioéthique de 1994. La loi relative au "*respect du corps humain* ", définit les grands principes de la bioéthique et constitue un chapitre du Code civil. Celle relative "*au don et à l'utilisation des éléments et des produits du corps humain, à l'assistance médicale à la procréation et au diagnostic prénatal*", fixe les règles concrètes d'organisation du prélèvement et de l'utilisation des produits humains. On y retrouve :

- le principe de l'extra-patrimonialité des éléments et produits du corps humain, d'où découle la gratuité du don ;

- la règle du strict respect de l'anonymat entre l'identité du donneur décédé et celle du receveur. Ceci, afin d'éviter de délicats problèmes relationnels entre les familles du donneur et du receveur, de faciliter le deuil de celle du donneur et la convalescence du malade, vivant avec un organe ou des tissus d'un autre. La famille du donneur peut, toutefois, être informée de l'usage des greffons et des résultats des greffes, dans le strict respect de l'anonymat par les équipes médicales.

Le don de corps à la science

Le don de son corps à la science après décès, acte volontaire et désintéressé, est, souvent, confondu avec le don d'organe, beaucoup plus médiatisé. Il s'agit, pourtant, d'une pratique totalement différente et essentielle, encore aujourd'hui, au progrès de la médecine, tant au niveau de l'acquisition des connaissances fondamentales (en termes de recherche ou d'enseignement), que de l'approche de nouvelles techniques, diagnostiques ou thérapeutiques (en particulier, en chirurgie).

La problématique éthique du don de corps, et des recherches qui y sont rattachées, est, jusqu'à présent, restée peu étudiée. Ceci est d'autant plus déroutant que cette pratique est bien antérieure à la transplantation ou à d'autres utilisations de produits humains qui, elles, relèvent désormais de cadres éthiques et juridiques. La responsabilité éthique en est, en fait, laissée aux centres collecteurs et utilisateurs, qui ont établi des règles et des principes, certes, de grande valeur, mais qui nécessiteraient, aujourd'hui, d'être harmonisés, ainsi que débattus et reconnus par la collectivité.

Le CCNE recommandait, en juin 1998, au législateur " d'introduire des dispositions visant à améliorer la démarche et la prise en charge de la famille dans une situation qui demande le respect". Cette demande ne fut pas prise en compte, ni lors de l'élaboration des lois de Bioéthique, en 1994, ni lors de leur révision en 2004. Certains principes actuels de ces lois rejoignent ceux établis par les centres de don des corps : le don est, bien sûr, opéré dans le respect du principe de non patrimonialité, inscrit dans la loi (c'est-à-dire gratuit), et subordonné au consentement du donateur, conformément au Code de la santé publique.

Mais de nombreuses autres questions restent posées. Quels types de recherche peut-on faire sur les cadavres ? Doit-on recueillir des consentements spécifiques, en fonction de l'usage qui en sera fait ? Qui gère l'encadrement de ces recherches ? Comment est envisagée la question du retour des résultats auprès des proches ou de la famille, en cas de besoin ? Pendant combien de temps et dans quelles conditions peut-on stoker des prélèvements effectués sur les cadavres... ?
Autant de questions centrales liées à la dignité du cadavre, et sous-tendues par des discussions sociales, éthiques et morales.

Un registre national des refus

Par ailleurs, en 2004, les modalités du recueil de l'avis de la personne décédée ont été précisées. Pour remédier à l'insuffisance de la notion de "consentement présumé" institué par la loi de 1976, une double procédure a été instituée :

- *L'ouverture d'un registre national des refus,* pour permettre, aux opposants au prélèvement d'exprimer leur volonté, de leur vivant, et d'avoir la garantie de son respect. Tous les citoyens de plus de 13 ans peuvent s'y inscrire librement, soit dans les mairies, soit directement auprès de l'Agence de la Biomédecine. L'inscription par Internet est également possible. Ce refus est révocable dans les mêmes conditions que l'inscription sur le registre.

Tout établissement de santé autorisé à prélever des organes, des tissus et des cellules est tenu de consulter, avant tout prélèvement, le registre, *" car si l'information sur le prélèvement et la greffe doit prendre avant tout le parti des malades et souligner l'importance des prélèvements d'organes ou de tissus pour eux, la réalité de la réticence ou de l'opposition de nombreuses personnes doit être prise en compte et respectée",* ainsi que le déclarait, en 1998, le Directeur Général de l'Etablissement Français des Greffes,

A noter que le refus exprimé ne concerne pas les expertises médico-légales, et qu'il ne peut pas préciser la ou les parties du corps humain auxquelles il s'applique : un refus de prélèvement de cornée, par exemple, équivaut à un refus de tout prélèvement. Une règle qui pourrait être appelée à évoluer, le développement de certaines greffes, telles celles ayant trait au visage, suscitant de réelles réserves émotionnelles. La perspective d'un tel prélèvement pourrait, alors, conduire les personnes concernées à un refus global, si elles n'avaient pas la possibilité d'exercer un choix restrictif explicite. C'est, en fait, le principe de l'adhésion au consentement présumé qui pourrait être remis en cause.

- Si la personne décédée n'est pas inscrite au registre national des refus, elle est présumée avoir consenti au prélèvement, mais il appartient aux proches de confirmer ou d'infirmer cette présomption. Il est important de souligner que c'est le point de vue de la personne décédée qui doit être recherché, non celui de la famille. Le texte de la loi énonce clairement que " le médecin doit s'efforcer de recueillir le témoignage de la famille". . Mais, soit parce qu'elle ignore, de fait, la volonté de la personne décédée, soit parce qu'elle ne peut supporter l'image de son corps mutilé, soit pour des raisons de croyances, c'est, parfois, sa propre volonté que la famille exprime.

Du Consentement à l'Adhésion

La procédure d'obtention du consentement, dans le processus du don d'organe, est, spontanément, centrée sur le donneur (ou les personnes appelées à s'exprimer en son nom), le receveur potentiel étant réputé consentant, du seul fait de sa démarche d'inscription sur une liste de postulants à une intervention de greffe.

La question n'est pas si simple. La greffe d'organe représente, pour le patient "receveur", un double défi : par rapport à lui-même, à son identité propre, mais aussi par rapport à son environnement. Cela ne va pas sans susciter, chez lui, des interrogations multiples, en même tant que des ruptures, sur le plan médical, mais aussi sur le plan moral ou social.

Interrogations sur l'intervention elle-même, les perspectives qu'elle ouvre... et les incertitudes qu'elle crée. Interrogations sur lui-même, sur sa capacité à vivre en dépendance avec un élément étranger à son propre corps. Interrogations sur la dette morale engendrée à l'égard d'un tiers dont le sacrifice de la vie a été le prix à payer pour un don unilatéral, déniant toute perspective d'acquittement. Interrogations, enfin, sur sa capacité de reconstruction identitaire, et sa justification par rapport à ce qui, en définitive, caractérise l'humain.

Et parce qu'une greffe d'organes est une source, à la fois, unique et différente, d'interrogations multiples ainsi que de ruptures brutales et profondes, l'accompagnement du patient requiert une attention particulière de la part de l'ensemble des personnes impliquées dans l'intervention : au cours de la longue et angoissante période de préparation et d'attente, mais aussi de la phase post-opératoire, avec ses aléas médicaux et psycho-sociologiques,

Pour le patient, bénéficiaire potentiel d'un don d'organe, intégrer ces interrogations et ces risques dans sa démarche, ce n'est plus seulement consentir à un soin médical, mais adhérer profondément à un acte appelé à transformer, peu ou prou, sa qualité de vie, voire, le cours même de sa vie. "Le" Consentement dans toute la plénitude du terme.

La loi, cependant, n'établit pas de hiérarchie parmi les proches, notion qui englobe, pêle-mêle, la famille, le conjoint (dans une hypothèse de mariage ou de PACS), ainsi que la personne de confiance désignée par le défunt. S'agit-il de la famille au sens étroit du terme, ou de famille élargie ? Qu'en est-il des familles recomposées? Quelle crédibilité, d'autre part, accorder à des témoignages qui s'avéreraient divergents ? Une situation qui ne peut que s'aggraver, pour peu que le témoignage d'une éventuelle personne de confiance – dont le rôle d'interlocutrice privilégiée perdure après la mort du patient – vienne en contredire d'autres.
Autant de questions sans réponses, qui, dans les pratiques de soins, doivent être gérées par des coordinateurs choisis et formés à cet effet, en contact direct avec la famille, à qui, également, l'information sur les types de prélèvements réalisés doit être donnée, si elle en exprime le souhait. Enfin, et c'est un point fondamental et primordial, le corps doit être rendu, décemment reconstruit, à la famille.

Don *"in vivo"* : l'intérêt thérapeutique, seul, justifie le prélèvement d'organes ou de tissus

Le recours à un "donneur vivant" (don *in vivo*) relève d'une autre procédure. La "loi Caillavet" a prévu expressément (Art.1) la possibilité d'effectuer un prélèvement sur une personne vivante, en vue d'une greffe, à but thérapeutique, sur un être humain. Ce prélèvement est possible à condition que la personne vivante soit majeure et en possession de son intégrité mentale, et qu'elle ait donné un consentement libre et exprès. Justifier cette atteinte à l'intégrité corporelle d'une personne bien portante représente un vrai problème : pour la première fois, le bénéficiaire d'un acte médical n'est pas celui qui en est le sujet, avec, qui plus est, parfois, un risque pour lui-même. La référence traditionnelle "risque/bénéfice" se trouve, ainsi, détournée de son objet, dans la mesure où les risques sont pour le donneur et les bénéfices potentiels pour autrui. Le rôle de la loi était donc, ici, fondamental, pour établir un consensus social et permettre de porter atteinte à l'intégrité d'une personne, sans bénéfice thérapeutique pour elle-même, situation qui, rappelons-le, avant la loi de 1976, pouvait entraîner des poursuites sur le plan pénal.

Les lois de bioéthique de 1994, complétées en 2004, se situent dans la continuité de la loi de 1976 et exposent qu'un prélèvement d'organe sur une personne vivante ne peut être effectué que dans un but "thérapeutique direct". Un principe qu'a confirmé, en juin 2000, le protocole additionnel à la Convention européenne sur les Droits de l'Homme et la Biomédecine, relatif à la transplantation d'organes et de tissus d'origine humaine, en disant que "*l'intérêt thérapeutique seul justifie un prélèvement d'organes ou de tissus sur donneur vivant* ". Une autre de ses dispositions souligne que "*le prélèvement ne peut être effectué s'il existe un risque sérieux pour la vie ou la santé du donneur*". Il est recommandé, par ailleurs, que le prélèvement ne puisse être réalisé que si des relations personnelles étroites, telles que définies par la loi des Etats concernés, existent entre donneur et receveur.

La loi française impose des règles précises sur le consentement du donneur vivant et sur le type de personnes habilitées à donner. Pour l'obtention de son consentement "éclairé", les informations à délivrer au donneur potentiel doivent ainsi avoir trait au processus de greffe dans son ensemble, mais aussi aux conséquences pour sa propre existence et sa santé, ainsi qu'au renouveau attendu du receveur pour le rétablissement de sa santé et la revalorisation de son existence. Le donneur potentiel ne peut consentir que s'il est en mesure d'opérer le calcul risque/bénéfice lui permettant de confronter ses risques aux avantages et inconvénients de son acte, pour le receveur. Ce ne sont pas seulement les conséquences attendues qui sont ici répertoriées, mais toutes celles, certaines ou éventuelles, immédiates ou futures. Ce consentement "éclairé" du donneur présente, ainsi, un caractère d'autant plus essentiel, qu'il demeure réversible : si, à tout moment, avant le prélèvement, le donneur venait à modifier sa décision, le consentement déjà donné perdrait toute valeur.

Pour être valable, le consentement du donneur vivant doit être exempt de "vices de forme". Bien entendu le principe de gratuité du don s'applique, mais il faut entendre, également, l'absence de toute pression sur le donneur. C'est là un des fondements éthiques de la légitimité d'un consentement, repris dans le Code civil. De plus, celui qui donne doit avoir un lien d'attachement étroit avec le patient receveur. Initialement, dans l'esprit des textes d'éthique et de lois, le donneur vivant devait avoir, si possible, la qualité de père ou de mère du receveur. Le champ a été, ensuite, très élargi, puisque, depuis 2004, même si le principe général de la place prééminente des parents est réaffirmé, sont, aussi, agréés comme donneurs potentiels : le conjoint, les frères et sœurs, les fils et filles, les grands-parents, les oncles et tantes, les cousins germains et cousines germaines, ainsi que le conjoint du père ou de la mère du receveur, dans l'hypothèse d'un couple recomposé. Il en va de même pour toute personne apportant la preuve d'une vie commune, d'au moins deux ans, avec le receveur. La loi s'adapte, ainsi, aux évolutions de la société, mais ne néglige pas, pour autant le principe essentiel, de l'existence d'un lien affectif fort, entre donneur et receveur.

Au plan éthique, le respect du refus du mineur, d'accepter un prélèvement, est fondamental

De même, le principe général historique du don avec donneur vivant majeur reste privilégié. Mais, au plan médical, à titre exceptionnel et dérogatoire (si aucune autre possibilité n'existe), le mineur pourrait faire l'objet d'un prélèvement, s'agissant d'un frère ou d'une sœur du receveur. Se pose alors la question du consentement. On ne peut parler explicitement de consentement, en droit, pour un mineur, puisque celui-ci revient aux parents, mais, au plan éthique, le respect du refus de l'enfant d'accepter le prélèvement est fondamental. Ceci veut dire que la question du prélèvement sur mineur ne peut être abordée que dans le cas où l'avis du mineur peut être recueilli.

La première limite qui vient à l'esprit est, bien entendu, celle de l'âge : entre un enfant de 2 ans et un mineur de 17 ans, la différence d'âge est primordiale, un donneur de 17 ans pouvant être, au plan éthique, assimilé à un adulte. Une limite d'âge étant impossible à fixer, même si les pédopsychiatres évoquent, qu'à partir de 10 à 12 ans, un enfant peut comprendre tous les enjeux et formuler un refus, il en résulte que le don, à partir de mineur, est une pratique difficile, peu revendiquée par la majorité des équipes médicales. Il paraît, en effet, difficile de proposer cette démarche à un mineur, dans la mesure où le risque et les tensions affectives apparaissent trop importants. S'en remettre, par ailleurs, à la seule autorité des parents, pour une décision impliquant deux personnes auxquelles ils sont attachés, sans hiérarchie possible, semble, au plan éthique, également difficile. Ils sont, alors, placés face à un choix mêlant bienfaisance et malfaisance.

Face à de telles tensions et à une obligation, toujours plus grande, de protection, la loi de bioéthique opère, en 1994, une clarification à propos des mineurs : tout prélèvement d'organes est absolument prohibé sur un mineur, à l'exception de la moelle osseuse, organe régénérable. Cette exception est stricte : elle concerne les seuls mineurs et ne saurait valoir pour d'autres organes que la moelle osseuse. Si le mineur a un père et une mère, tous deux exerceront conjointement leur autorité. S'il ne lui reste qu'un seul parent, celui-ci donnera seul son consentement. Si l'enfant n'a pas de filiation établie ou que ses deux parents sont décédés, hors d'état de manifester leur volonté ou déchus de leur autorité parentale, le consentement émane du tuteur, représentant légal du mineur. Cependant, une question se pose : ce prélèvement peut-il avoir lieu sur un demi-frère ou une demi-sœur ?

L'accueil d'embryons :
une pratique étroitement encadrée

Institutionnalisé par la loi de bioéthique, l'accueil d'embryons signifie le transfert, à un couple stérile, d'ovules fécondés, venant d'un autre couple ayant eu recours aux techniques de l'Assistance Médicale à la Procréation (AMP) et ayant abandonné son projet parental. Cette démarche doit être exceptionnelle et réservée à des couples receveurs cumulant infertilité masculine et difficultés liées à un dysfonctionnement ovarien, ou à des couples porteurs d'un risque de transmission d'une maladie génétique grave.

La loi parle d'accueil d'embryons plutôt que de don. La symbolique du terme est ici fondamentale, la loi considérant, en effet, cette pratique comme une adoption. La filiation de l'enfant doit être établie sur la base d'une AMP avec don de gamètes : tout se passe comme si le couple avait procréé naturellement. Ce qui lui permet de garder secret - s'il le souhaite - l'accueil d'embryons, même à l'égard de l'enfant qui sera, quoi qu'il en soit, dans l'impossibilité de retrouver la trace de ses origines. Cet effacement de toute ascendance génétique, ainsi que la remise en cause des règles de filiation et des représentations connexes de la famille, comme de la personne, sont l'un des problèmes soulevés et un débat est ouvert.

Le transfert d'embryons est précédé d'une procédure préalable d'acceptation en trois temps :

- *Le recueil, par le clinicien, du consentement du couple* donneur, *après des entretiens avec l'équipe pluridisciplinaire impliquée. Ce consentement est transmis au juge qui peut procéder à l'audition des personnes concernées.*
- *L'établissement d'un acte de consentement du couple* receveur, *devant un juge, qui délivre l'information sur les conséquences de l'accueil, au regard de la filiation. Ce couple doit, de plus, s'entretenir avec l'équipe pluridisciplinaire du centre d'AMP, à laquelle doit s'adjoindre un psychologue ou un psychiatre.*
- *In fine, le transfert d'embryons est subordonné à une décision de l'autorité judiciaire, qui s'assure que le couple demandeur remplit les conditions imposées et fait procéder à toutes investigations permettant d'apprécier les conditions d'accueil que ce couple est susceptible d'offrir à l'enfant à naître sur les plans familial, éducatif et psychologique.*

Les débats sur ce sujet révèlent que le législateur, soucieux des problèmes de compatibilité entre donneur et receveur, tout en tenant compte des liens affectifs, a, *in fine,* inclus les demi-frères et demi-sœurs, au même titre qu'il l'avait déjà fait pour le conjoint. Quoi qu'il en soit, au vu de l'ensemble de ces interrogations, il semble difficile d'imaginer que le représentant légal du mineur, par la seule justification de son titre, soit amené à détenir le monopole d'une décision aussi grave. Aussi, et dans l'esprit des textes de lois, pour le cas exceptionnel où une démarche de prélèvement sur un donneur vivant serait envisagée, le consentement est subordonné à une autorisation donnée par un comité d'experts. Ce comité apparaît comme un garde-fou, une garantie nécessaire permettant de pallier des débordements imprévisibles.

A signaler que le texte de loi de 2004 insiste sur le fait qu'un tel comité doit également être saisi, dans le cadre d'un donneur vivant majeur. C'est souligner l'importance d'un éclairage extérieur, qui, en plus du consentement, vient protéger des personnes susceptibles de donner un accord, en se mettant aveuglément en danger, soit par esprit de sacrifice, soit par méconnaissance des risques. Le comité (composé d'au moins 5 membres, indépendants des équipes médicales concernées) doit rendre son avis après examen des conséquences prévisibles du prélèvement, tant au plan physique qu'au plan psychologique. Le rôle du comité est donc double : informer les sujets de manière complète et indépendante, et prononcer un avis qui vaut, de fait, refus, s'il est négatif. Le consentement doit être, *in fine*, recueilli devant un magistrat (Président du Tribunal de Grande Instance).

Pour qu'un don ait lieu entre vivants, il faut un consentement libre et éclairé de la part d'une personne jouissant de son intégrité mentale. Cette exigence correspond au principe général selon lequel "*pour faire un acte valable, il faut être sain d'esprit*". Or, l'incapable majeur n'est pas à même de donner un tel consentement, ce qui l'exclut directement des donneurs vivants potentiels. Dès lors, la loi exclut-elle tous les incapables majeurs : les majeurs sous tutelle, les majeurs sous curatelle et les majeurs placés sous sauvegarde de justice. La loi s'est ainsi voulue protectrice des plus faibles dans le cas du don *in vivo.*

"Bébés double espoir" :
le consentement au don... d'un espoir de vie

La loi de bioéthique du 6 Août 2004, complétée par un décret du 22 Décembre 2006, a fait un pas supplémentaire, dans le domaine des dons d'organes, d'éléments et de produits du corps humain, en autorisant la conception de ce que l'on a appelé les "*Bébés Double Espoir*" On désigne, ainsi, des enfants conçus, dans le cadre d'une assistance médicale à la procréation, mais après sélection des embryons dans le cadre d'un diagnostic préimplantatoire (DPI), avec un double objectif : concevoir un enfant sain et prélever, dans le cordon ombilical, des cellules sanguines permettant de soigner un(e) aîné(e) atteint(e) d'une maladie grave, pour laquelle aucune autre solution thérapeutique n'existe, actuellement.

La démarche technique ne pose, en soi, aucun problème. Il s'agit, seulement, de procéder, préalablement à l'implantation d'embryons obtenus par fécondation in vitro (FIV) à une double sélection d'embryon : un embryon, à la fois, indemne de la maladie (premier espoir) et compatible avec le receveur désigné (second espoir). La procédure ne représente aucun risque connu pour l'enfant à naître. Au plan éthique, en revanche, deux questions centrales se posent : celle de la nature du projet parental et celle de la limitation, par la loi, des indications.

Dans le cadre d'une FIV "classique", sans DPI, tous les embryons obtenus, y compris ceux congelés, doivent être réimplantés avant toute nouvelle tentative, au nom du respect dû à l'embryon. Dans le cadre d'un projet de "Bébé double espoir", la faible probabilité de concevoir un embryon, à la fois, sain et compatible, implique que le couple concerné peut être conduit à renoncer à l'implantation d'embryons sains, mais non compatibles, et, de ce fait, à réaliser de nouveaux cycles de FIV, dans l'espoir d'obtenir les embryons recherchés. Cette question doit être, de toute évidence, évoquée avec les familles, préalablement à la réalisation de l'intervention. La loi exige, en effet, que le projet parental, assimilé au désir d'enfants, doit prévaloir sur l'intérêt thérapeutique. C'est parce qu'il y a projet parental que l'embryon humain peut être impliqué dans une dimension de soins.

Le "Bébé Double Espoir" s'inscrit, ainsi, dans le cadre des indications du DPI, autorisé, depuis les lois de bioéthique de 1994, " aux seules pathologies transmissibles particulièrement graves et incurables au moment du diagnostic » et pour lesquelles une greffe de cellules souches constitue un traitement efficace. La loi encadre strictement la procédure, en l'entourant de nombreuses précautions, afin qu'elle conserve un caractère "exceptionnel", essentiellement dans le but de protéger l'embryon, mais également en raison de craintes, toujours présentes dans le débat public, d'une éventuelle dérive eugénique, qui serait associée au DPI.

Sans aller jusqu'à cette extrémité, il faut, cependant, admettre que l'extension des indications du « Bébé double espoir » à l'ensemble des pathologies graves, transmissibles ou non, et dont le pronostic pourrait être amélioré par une greffe de cellule souche compatible, semblerait, aujourd'hui, cohérente. Certaines publications illustrent ces possibilités d'extension pour des pathologies, telles que les hémopathies, pour lesquelles la greffe de cellule souche constitue un traitement reconnu, mais également pour des maladies génétiques, telle que la beta-thalassémie. Sur le plan éthique, et dès lors que cette pratique ferait ses preuves, le bénéfice thérapeutique pour autrui pourrait être un des éléments justifiant l'extension des indications à toutes les pathologies où la vie d'enfants pourrait être sauvée.

La législation existante pose, également, question, du fait que les indications médicales sont soumises à une validation administrative. Si cette co-décision peut, aujourd'hui, se concevoir, compte tenu des bouleversements de valeurs en jeu, il faut néanmoins souligner l'importance de cette mutation qui consiste à faire prévaloir une régulation d'ordre légal sur des indications médicales. Le bon fonctionnement des Centres Pluri-Disciplinaires de Diagnostic Prénatal, qui ont à débattre, au sein de l'hôpital, de décisions aussi complexes que le recours aux IVG, aux IMG, ou encore au DPI plaide, cependant, en faveur de l'adoption de la seule régulation médicale.

La médecine et le législateur se trouvent, ainsi, dans une tension éthique entre principe de prudence et nécessité de soins d'enfants malades. Pour cette raison, la démarche ne peut, dans un premier temps, qu'être expérimentale et se fondant sur les principes de l'éthique de la recherche biomédicale (études de séries de cas, avec procédures d'information, de consentement et évaluation). En fonction des résultats, s'ils s'avèrent positifs, l'extension et la généralisation de cette pratique se poserait alors, la question étant de savoir si le respect de l'embryon prime, ou non, sur la perspective d'un bénéfice thérapeutique pour autrui.

Reste, toutefois, une question sans réponse à ce jour : comment peut être vécue la représentation de cette conception et du projet parental des parents, ainsi que l'information qui pourrait être donnée, par la suite, à cet enfant conçu dans un contexte si particulier ?

VIII – Les "Consentements"... des refus

L'obligation, établie par la loi, de recueil du consentement du patient implique le respect de ses choix, y compris de ses... refus. C'est de cette complémentarité que la relation médecin-malade tire sa légitimité. Même si le dialogue et l'échange d'informations, fondements de cette relation, sont altérés d'une réelle asymétrie, résultante de la différence des savoirs, mais, aussi, de l'expérience de la souffrance, de l'un et de l'autre.

1 – Le refus de soins

En conformité avec le Code de déontologie médicale, la loi du 4 mars 2002 enjoint au médecin, dans l'exercice de ses fonctions, de *"respecter la volonté de la personne, après l'avoir informée des conséquences de ses choix. Si la volonté du patient, de refuser ou d'interrompre un traitement, met sa vie en danger, le médecin doit tout mettre en œuvre pour le convaincre d'accepter les soins indispensables".*

Dans une société soucieuse du respect de la personne et de son autonomie, ce droit au refus est essentiel, fut-ce au risque de heurter la logique médicale, jusqu'à susciter un réel conflit de valeurs. Mais il est des situations dans lesquelles le refus de soins est, d'abord, l'expression d'une souffrance, que la médecine a pour mission de soulager. Se résoudre trop facilement à l'acceptation d'un refus pourrait constituer une dérive, qui éviterait de se poser la question des moyens, au nom du soi-disant respect de l'autonomie d'une personne en extrême souffrance.
Le respect du refus ne met, d'ailleurs, pas fin, pour autant, à une réflexion et à des démarches d'accompagnement des personnes. Si la loi reconnaît que le consentement est réversible, la pratique médicale a montré que le refus de soins l'est aussi. Il n'est pas exceptionnel que le patient revienne sur sa demande, soit spontanément, soit avec l'aide des équipes médicales qui l'assistent. Plus de la moitié des patients interrogés dans les mois et les années suivant une tentative de suicide ont, pour leur part, estimé légitime l'action des médecins et se sont déclarés heureux de vivre.

Un besoin mutuel de reconnaissance, du médecin et du patient

Il n'est pas exclu, après que tout ait été mis en œuvre pour convaincre un patient, que l'acceptation d'un refus de soins apparaisse tout à fait légitime. La question se pose, donc, de savoir quand et comment accueillir la demande de refus de soins formulée par un patient.

Le CCNE (Comité Consultatif National d'Ethique) a proposé, en 2005, des pistes de réflexions qui peuvent servir de fil conducteur :

1. ***Tout faire pour éviter que les décisions importantes ne soient prises en situation critique.*** Que ce soit sur le plan médical somatique ou psychiatrique, il faut, toutes les fois que cela est possible, anticiper au maximum les situations, afin d'éviter que ne surgissent des conflits graves lors de la décision de mise en œuvre d'un nouveau traitement, susceptible de provoquer un refus.

2. ***Promouvoir le sentiment et des attitudes de reconnaissance mutuelle.*** En dehors d'une situation d'extrême urgence, le médecin ne doit jamais imposer une solution thérapeutique. Il ne doit pas, non plus, adopter une attitude de fuite, d'abandon ou de chantage. Sa responsabilité professionnelle est celle du maintien du soin, en respectant au maximum les décisions d'un malade qui doit pouvoir comprendre, lui aussi, les obligations morales de celui qui le soigne.

3. ***Ne pas céder à l'obsession médico-légale du concept de "non-assistance à personne en péril",*** qui ne doit pas occulter une relation médecin-malade fondée, avant tout, sur la confiance, même s'il faut, aussi, que le médecin puisse se protéger par une mention écrite de ce refus.

4. ***Recourir*** (comme toujours, en situation de crise), ***non seulement à un deuxième avis, mais aussi à un processus de médiation ou à une fonction médiatrice,*** pour ne pas laisser seuls, face à face, le médecin et le malade ou le médecin et une famille. C'est à ce titre que les tierces personnes peuvent faire prendre conscience, au malade et au médecin, de la reconnaissance qu'ils peuvent avoir mutuellement, et de ce que cela implique. La notion de personne de confiance prend ici toute sa signification. L'importance des psychologues, voire des psychiatres et du personnel soignant, est aussi à souligner. L'objectif est, en effet, non seulement d'accueillir une parole de refus comme réellement signifiante, mais aussi de juger du degré d'aliénation éventuelle. Pour autant, il ne s'agit pas de s'en remettre à un tiers de la responsabilité de la décision, mais d'aider la personne en quête de certitude.

5. ***Accepter de passer outre un refus de traitement dans des situations exceptionnelles,*** tout en gardant une attitude de modestie et d'humilité susceptible d'atténuer les tensions et de conduire au dialogue. Même s'il est impossible de fixer des critères, des situations peuvent être envisagées où il serait permis d'effectuer une telle transgression :

• l'urgence ou l'extrême urgence, lorsque la médecine se trouve en devoir de répondre dans l'instant, en présence d'une personne inconsciente ou à qui il est, en pratique, impossible de demander un accord. La présence d'un tiers, même détenteur d'une déclaration anticipée, ne constitue pas un élément décisif;

• l'accouchement en urgence mettant en jeu la vie d'un enfant à naître. L'éthique, dans ce domaine, ne doit pas constituer le paravent d'une fausse bonne conscience, respectueuse à l'excès de l'autonomie;

• la mise en jeu de la sécurité d'un groupe, comme lors d'une menace d'épidémie grave, lorsque la liberté d'un individu doit être jugée de manière responsable, à l'aune du devoir de solidarité envers son prochain.

L'analyse du CCNE rejoint celle de Paul Ricœur, pour qui, dans le refus de soins, ce qu'il faut entendre, avant tout, c'est le besoin de reconnaissance, besoin qui émane, à la fois, du médecin et du patient.

Pour le patient, c'est un besoin d'être reconnu et entendu dans sa complexité et dans son identité par l'équipe soignante. Le patient signifie alors qu'il n'y a pas que la logique médicale qui est à l'œuvre, mais une logique de vie qui s'exprime par une capacité à faire des choix. Le refus de soins peut être la matérialisation de ce besoin de reconnaissance.

Pour le médecin, ce besoin se traduit souvent par la reconnaissance de ce qu'il a appris et de sa raison d'être : sa compétence, sa responsabilité et la spécificité des valeurs auxquelles se réfère la profession médicale. C'est ce dernier point qui génère une tension entre le fait de sauver ou de prolonger une vie, dont on pense qu'elle a un sens, et celui de respecter, avant tout, le choix d'un patient. Devoir établir une hiérarchie entre ces deux valeurs - toutes deux essentielles pour un médecin – crée le dilemme.

Il faut ajouter que la médecine, pour accepter de se référer à la seule demande d'un patient, doit faire un travail de fond sur elle-même, pour que l'évidence de ses pratiques et leur modernité soient mises en balance avec des conceptions plus subjectives, psychologiques et/ou liées à des croyances, ou tout "simplement" à des désirs.

L'indispensable autonomie de pensée du patient

L'acceptation du refus va conduire à rechercher une certaine cohérence, que l'on peut appeler compromis, entre le fait technique, la culture médicale (valeurs des médecins et des équipes soignantes), le fait du groupe (valeurs collectives) et le choix du patient (valeurs individuelles). Si tout converge, le refus de soins sera jugé acceptable et accepté. Si les tensions sont trop extrêmes, et que le choix du patient est contraire aux autres points de vue, il sera remis en cause.

Mais, dans tous les cas, ce qui va être déterminant, c'est le degré d'autonomie de pensée du patient, véritable critère de qualification de sa capacité à développer une argumentation cohérente et réfléchie. De manière pratique, il s'agit de dire si le patient est capable de participer à une délibération, étayée par l'acquisition d'un savoir suffisant, concernant sa maladie. Le sujet autonome est ici celui qui est capable de comprendre une information médicale et d'exercer son esprit critique. Le CCNE stipule que "*le respect de l'autonomie de pensée se traduit, concrètement, pour le médecin, par le devoir de s'assurer que celui qui refuse un soin a parfaitement compris l'information qui lui a été transmise, ainsi que les conséquences prévisibles de son refus, et qu'il exerce dans ce domaine une liberté par rapport à un tiers ou à une société*".

Faire appel à l'autonomie du patient débouche, ainsi, sur la délicate question de l'impact de l'information qu'il aura reçue. C'est ici qu'un débat se fait jour sur la nature du discours médical : celui-ci a-t-il pour finalité de simplement informer ou de convaincre le patient ? Il y a, en effet, une intention, derrière l'information, et, selon que l'équipe médicale, ou le médecin, accepte ou non le principe d'un arrêt de soins, la nature et la finalité de l'information seront différentes. L'attitude du médecin, les mots utilisés, le recours à la compassion ou à la peur seront autant d'éléments qui feront de l'information, soit un acte de relation et de partage, soit un acte de pression sur le patient. Il a ainsi été évoqué des situations limites entre information et contrainte, dans lesquelles, par exemple, des équipes "informaient" le patient qu'un refus de soins valait refus d'hospitalisation ou de ré-hospitalisation, en cas d'aggravation de son état.

Cette position extrême, contraire à la déontologie médicale, souligne, néanmoins, la complexité de certaines situations. En effet, l'équipe médicale doit intégrer que, derrière l'acceptation d'un refus de soins, persiste toujours une action de soins à prolonger. Ainsi, une menace de refus de ré-hospitalisation apparaît inconcevable et non admissible. La démarche d'information ne peut être, en effet, bâtie sur des contraintes ou des peurs, mais sur des appels à la raison du patient, après un exposé objectif du fait médical, tenant compte de la situation psychologique et de la vie intime de la personne concernée. Ceci passe par un effort de connaissance de l'autre, en tant que personne et non uniquement en tant que malade. On peut donc dire qu'informer un patient en situation de refus de soins relève, encore plus que dans d'autres situations cliniques, d'un abord de l'intime.

Ainsi, dans cette approche, à l'issue d'une information qui devient, dès lors, un dialogue, il apparaît assez normal, comme le souligne M.-S. Richard, "*qu'un patient puisse refuser un traitement, s'il estime que sa mise en œuvre et ses conséquences seront lourdes, ou s'il ne le juge pas nécessaire, vu le contexte de sa maladie, l'affaiblissement de sa résistance personnelle, son incapacité à lutter davantage et son souhait de ne pas prolonger sa vie dans de telles conditions. Il est, en effet, le premier concerné par la maladie et les traitements qu'il devra subir. Lui seul peut estimer ses forces*"

A l'issue de cette réflexion et de cette démarche, le refus de soins doit être géré par le médecin ou une équipe soignante, sous sa responsabilité. Des règles et principes médico-légaux s'appliquent dès lors. Les travaux du Conseil National de l'Ordre des Médecins soulignent l'importance du respect de certaines démarches pratiques et de la nécessité d'individualiser clairement les situations cliniques, ainsi que de les commenter au sein du dossier médical.

2 – Le refus de la vie

Exprimé dans un contexte de fin de vie, le refus de soins revêt un tout autre caractère, puisqu'il exprime, en réalité, un refus de la vie. *In fine*, ce refus de soins, se concrétise, effectivement, par un arrêt des soins, curatifs ou palliatifs, avec, pour conséquence, le décès, à plus ou moins court terme, du patient. Une démarche autorisée par la loi du 22 avril 2005 - dite Loi Leonetti – qualifiée de "Droit au laisser-mourir". Cette loi sur les droits des malades et sur la fin de vie permet, en effet, la suspension des soins médicaux, dès lors qu'ils apparaissent "*inutiles, disproportionnés, ou n'ayant d'autre effet que le seul maintien artificiel de la vie*".

Le recours à des "directives anticipées" du patient

La question du recueil de la volonté du patient est, alors, au cœur du problème. S'il est conscient, un dialogue peut se nouer et permettre d'attester, au fil du temps, de la légitimité et de la réalité d'une demande de fin de vie.

Pour les patients dans l'incapacité de s'exprimer, il existe un large consensus sur l'importance de rechercher et de respecter l'avis du patient en fin de vie. La loi précise que, "*lorsqu'une personne, en phase avancée ou terminale, d'une affection grave et incurable, quelle qu'en soit la cause, est hors d'état d'exprimer sa volonté, le médecin peut décider de limiter ou d'arrêter un traitement, inutile ou impuissant à améliorer l'état du malade, après avoir respecté la procédure collégiale définie par voie réglementaire et consulté la personne de confiance, la famille et, le cas échéant, les* directives anticipées de la personne".

La loi fait, dès lors, intervenir un élément nouveau : les *directives anticipées de la personne.* Il s'agit là d'une procédure lancée aux Etats-Unis, à la fin des années 1960, pour permettre l'intégration de l'avis des patients dans le processus décisionnel de fin de vie. De 1970 à 1990, ont, ainsi, été instaurées des mesures d'information et d'encouragement à la mise en place de telles directives. Depuis 1990, le *Patient Self Determination Act* a rendu obligatoire une information au patient sur ces directives anticipées, lors de l'admission dans tous les hôpitaux du service public. De même, il contraint les professionnels à vérifier systématiquement si leurs patients ont - ou non – établi de tels documents, et de l'indiquer dans le dossier médical. Une décision encore peu suivie d'effets, une enquête ayant révélé que, en 2000, seulement 6% des patients faisant l'objet d'une limitation des thérapeutiques en réanimation disposaient de directives anticipées indiquant les limites d'application de traitements (*medical advance directive*) ou avaient désigné un interlocuteur (équivalent de la personne de confiance) habilité à les représenter (*surrogate decision making for health care*).

En France, il est apparu que, en 1999, la moitié des décès enregistrés au sein de services de réanimation survenaient après une décision de procédure de fin de vie, mais, le plus souvent, sans que ni le patient ni ses proches n'aient pris part à la décision. En 2003, 85% des professionnels interviewés dans cinq services parisiens de réanimation n'avaient encore jamais eu connaissance de directives anticipées de patients. C'est la loi de 2005 qui a fait obligation au médecin de consulter les directives anticipées des patients, mais uniquement dans la procédure du "Droit au laisser-mourir", l'euthanasie active demeurant interdite.

Certes, les directives anticipées ne servent pas à résoudre tous les problèmes de fin de vie, mais, les promouvoir, est essentiel, dans l'intérêt de patients qui n'auront plus jamais la capacité de s'exprimer. On peut citer, à titre d'exemple, la tragédie, aux Etats-Unis, de Terri Schiavo, en état végétatif pendant plus de 14 ans, ses parents, son mari et les autorités concernées n'ayant jamais pu s'accorder pour déterminer s'il fallait, ou non, arrêter les soins d'hydratation et de nutrition qui la maintenaient en vie, en l'absence d'informations sur les souhaits de la patiente.

Du "Droit au laisser-mourir " au "Droit à mourir"

Pour autant, en dehors de l'hypothèse d'un patient *en phase avancée ou terminale d'une affection grave et incurable,* susceptible de bénéficier d'une décision d'arrêts de soins (qualifiée, souvent, d'euthanasie passive), la loi française ne légitime pas, hors de ce cadre, la pratique de l'euthanasie, et ne permet pas de répondre aux autres demandes, même exprimées d'un commun accord par le patient et les soignants, d'abréger une vie. Initié, en France, dans les années 1970, relancé avec le "suicide assisté", fin 2003, du jeune Vincent Humbert, handicapé définitif à la suite d'un accident de la circulation, le débat sur l'euthanasie n'a jamais été tranché, y compris par la loi d'Avril 2005.

Ainsi que le soulignait le Sénateur J. Leonetti, rapporteur parlementaire, la problématique consiste à éviter de tomber dans cette utopie qui consisterait à croire que serait à portée de main ou de technique une bonne mort ou une belle mort. Le choix individuel n'est qu'un élément du débat et le problème des conditions et/ou des critères en fonction desquels chacun peut être conduit à affronter la mort ne doit pas être évité. La médecine, elle-même, a des arguments à faire valoir dans la mesure où elle est la première concernée par les décisions à prendre et que, de ce fait, elle doit se prononcer sur les valeurs qu'elle incarne et doit porter dans la société. Et cela d'autant plus que l'expérience a montré qu'une réponse adaptée à l'état de souffrance des personnes en fin de vie diminue les demandes d'euthanasie.

Dans ce débat, l'Académie nationale de médecine a rappelé sa position, soulignant que l'on ne pouvait méconnaître l'existence de situations hors normes qui, toujours uniques, pouvaient conduire un médecin et l'équipe soignante qui l'entoure à répondre à une demande, clairement exprimée et réitérée, d'une personne malade, par un geste consenti après réflexion approfondie, dans une décision collective. Elle reconnaissait qu'il s'agissait, là, sans ambiguïté, d'une transgression porteuse de poursuites judiciaires, mais elle souhaitait que le législateur introduise dans le Code de procédure pénale des dispositions permettant au juge de disposer de toutes les informations sur les circonstances dans lesquelles l'acte d'euthanasie (ou d'aide au suicide) aurait été pratiqué, afin qu'il puisse, ou non, retenir une qualification. Cela revenait à souhaiter une dépénalisation, encadrée d'une procédure de contrôle propre à éviter des dérives.

"Droit au laisser-mourir" et Euthanasie

Le débat sur l'euthanasie est souvent pollué par une confusion de langage, les mots ou expressions employés ayant chacun une définition propre : Arrêt de Soins, "Droit à laisser-mourir", "Droit à mourir", Euthanasie, Suicide assisté, Homicide... Tous les cas de figures se sont présentés, relançant, à chaque fois, d'une façon simplifiée (et abusive) le problème de l'euthanasie.

L'Arrêt de soins, c'est la suspension des soins médicaux par l'équipe soignante. Il peut être opéré à sa propre initiative, lorsque ces soins, ainsi que l'indique la loi sur les droits des malades, lui apparaissent *inutiles, disproportionnés ou n'ayant d'autre effet que le seul maintien artificiel de la vie*. C'est le cas le plus courant, pratiqué, en particulier, en salle de réanimation, lorsque tout espoir de survie a disparu, et dans le cadre des procédures légales.

Une étape supplémentaire est franchie avec le *Droit à laisser mourir*, lorsque l'arrêt des soins est sollicité par le patient, lui-même, *en phase avancée ou terminale d'une affection grave et incurable*, et ayant gardé la capacité à exprimer sa volonté, ou l'ayant clairement exprimée dans une directive anticipée. Cette demande peut conduire, en toute légalité, à l'administration de traitements anti-douleurs efficaces, même s'ils ont pour effet secondaire de précipiter la fin de vie du malade.

Cette demande est radicalement différente du *Droit à mourir* qui requiert l'intervention active, à des degrés divers, d'une tierce personne, soignante ou non, dans l'intention affirmée d'aider un patient à mourir. Soit en lui fournissant les moyens de se donner la mort, dans le cadre d'un *Suicide assisté*. Soit, dans le cadre d'une *Euthanasie* directe (parfois dénommée active), par administration d'une substance mortelle.

L'euthanasie peut aller jusqu'à apparaître comme un véritable *homicide* lorsqu'elle est l'acte volontaire d'un tiers désireux, par altruisme, de mettre un terme aux souffrances d'une personne, sans que celle-ci ait, à aucun moment de son existence, manifesté le moindre désir qu'il en soit ainsi.

Les Pays-Bas ont été, en 2002, un des premiers pays à légiférer sur l'euthanasie. À l'exception des Pays-Bas, de la Belgique, de certains cantons suisses, de l'État d'Oregon aux Etats-Unis et du Territoire Nord de l'Australie, tous les pays répriment la pratique directe ou indirecte de l'euthanasie. L'argument de la pente glissante est souvent évoqué pour cette interdiction, en arguant de la difficulté à fixer des limites suffisamment claires pour contenir une extension progressive de cette pratique. Pourraient être, ainsi, "euthanasiés" des patients qui, sous le poids d'une prise en charge déficiente et d'un accompagnement inadapté, ou encore de diverses pressions, solliciteraient une "aide à mourir".

La pertinence de l'argument de la pente glissante serait recevable si un lien était établi entre un assouplissement de la législation sur l'euthanasie et une augmentation des dérives. Ce qui n'a pas été le cas aux Pays-Bas, où une procédure de notification des circonstances du décès a été mise en place afin de contrôler les décès médicalement assistés. Sont notifiés, dans l'acte de décès, l'histoire médicale du patient, sa demande d'euthanasie, l'application ou le retrait de médicaments, avec l'intention explicite d'accélérer la mort du patient, et l'avis favorable d'un deuxième médecin. Si l'objectif est, certes, d'assouplir les conditions d'accompagnement de fin de vie des patients qui en font la demande, il est, aussi, de combattre l'inacceptable pratique clandestine de dérives, véritables homicides perpétrés sur des patients qui n'ont pas manifesté explicitement leur volonté de mourir.

Paradoxalement, ce même risque de dérives est l'argument invoqué en France pour ne pas légiférer sur l'euthanasie. Or, si l'on ignore le nombre d'euthanasies actuellement pratiquées, avec ou sans consentement du patient, on sait qu'elles ne revêtent pas un caractère exceptionnel. Et si l'on évite, de même, d'évoquer les circonstances dans lesquelles elles sont exercées, l'affaire Malèvre (du nom d'une infirmière qui, dans un service de gériatrie, "aidait", sans leur consentement, ses patients à mourir) a révélé à quelles dérives pouvait conduire le refus de transparence entretenu sur le sujet.

A la recherche d'une législation adaptée aux réalités d'aujourd'hui

Un courant de revendication en faveur d'un "Droit à mourir" s'est développé en France, sur le thème du respect de la dignité de la personne, la dégradation des corps, la maladie, la souffrance… étant alors ressenties

Les soins palliatifs en fin de vie

Dans le débat sur l'euthanasie, les soins palliatifs offrent une alternative aux demandes d'accélération du processus de fin de vie, par des patients privés de toute perspective de guérison.

Face à cette perte d'espoir, les soins palliatifs ont pour objectif d'apporter aux patients l'aide médicale nécessaire pour contrôler des souffrances, physiques ou psychiques, suffisamment insupportables pour les conduire à souhaiter une intervention, directe ou indirecte, afin d'y mettre un terme. Le recours aux soins palliatifs est, dans ce sens, la réponse apportée à un accompagnement médical de fin de vie dans les meilleures conditions. On a, d'ailleurs, pu constater que, dans la majorité des cas, les demandes d'accélération du processus de fin de vie disparaissent, une fois les soins palliatifs correctement instaurés. Le droit d'accès à ces soins est, en France, reconnu comme un droit fondamental, garanti, en ces termes, par la loi : "Toute personne malade, dont l'état le requiert, a le droit d'accéder à des soins palliatifs et à un accompagnement"

Est-ce pour autant la panacée ? Deux questions principales demeurent. La première porte sur les soins palliatifs mêmes. Sans compter qu'il ne semble pas certain que leur efficacité dans l'élimination de la douleur soit sans failles (ni sans effets sur le déroulement du processus de fin de vie), c'est le problème de l'égalité d'accès à ces soins qui pose gravement question. Or, dans une situation de capacité d'accueil insuffisante, ce sont les personnes vulnérables, et en particulier les personnes âgées et les personnes gravement handicapées – en particulier dans un contexte de pathologie neurologique - qui pâtissent le plus de difficultés d'accès à ces structures de soins.

La seconde concerne le respect de la dignité humaine. Le refus de la déchéance, physique ou psychique, est l'un des arguments forts avancés par les défenseurs du principe d'une mort choisie, notamment lorsque le terme de la vie apparaît comme une échéance indéterminée, voire lointaine. C'est ce refus et la reconnaissance d'une liberté de choix qu'il implique que, d'une certaine façon, dénie le recours aux soins palliatifs. Accepter – ou refuser – cette conception de la dignité humaine est, avant tout, un choix de société... qui ne pourra évoluer qu'avec la société elle-même.

comme autant de manifestations d'une déchéance perçue comme particulièrement insupportable. C'est dans de tels contextes que médecins et soignants reconnaissent avoir pu être conduits à pratiquer des gestes caractéristiques d'une euthanasie active.

A contrario, une partie du corps médical, souvent favorable à l'arrêt des soins, mais refusant l'euthanasie dite "active" pour des patients ne nécessitant pas une assistance vitale médicale, fait valoir que la vocation du médecin est de soigner la personne, d'aider à la vie et de ne jamais blesser la confiance que le patient peut mettre en lui, effet que pourrait induire une reconnaissance légale de l'euthanasie. Le combat de ces médecins privilégie, essentiellement, le développement d'unités de soins et d'accompagnement adaptées à la souffrance et aux handicaps, tels le traitement de la douleur et l'accompagnement médico-socio-psychologique, à domicile ou en institution.

Pour sa part, le CCNE (Comité consultatif national d'éthique) a, en janvier 2000, dans un avis sur la fin de vie, évoqué la possibilité d'une "exception d'euthanasie". De manière à faire évoluer le débat et tenter d'articuler et de respecter ces deux positions, le Comité propose, ainsi, que, ce qui serait interdit au plan des principes pourrait être possible à titre exceptionnel au non de la solidarité humaine et de la compassion.

C'est là le fondement d'un concept d'euthanasie d'exception face à certaines détresses, lorsque tout espoir thérapeutique est vain et que la souffrance se révèle insupportable. On se trouve, alors, conduit à prendre en considération le fait que l'être humain surpasse la règle, et que la simple sollicitude se révèle, parfois, comme le moyen ultime de faire face, ensemble, à l'inéluctable. Peuvent être évoqués, à titre d'exemples, les cas exceptionnels où la douleur n'est pas maîtrisée en dépit des moyens disponibles ; la personne totalement et définitivement dépendante de machines pour vivre, demande à en finir ; la personne irrémédiablement privée de capacités relationnelles a demandé à ne pas voir sa vie prolongée ; le cas des nouveau-nés autonomes et porteurs de séquelles neurologiques extrêmes incurables, dont les parents ont été informés…

L'EXCEPTION D'EUTHANASIE ...

1 - La vie est une réalité transcendante, et ne peut être l'objet d'une libre disposition

- le principe du respect absolu de la vie ne peut être méconnu ;
- le devoir déontologique du médecin est de soigner. Lorsqu'il n'a plus d'espoir de pouvoir guérir, il lui reste toujours celui de soulager les souffrances, en conformité avec la déontologie, sans acharnement ni obstination thérapeutique déraisonnable, le soulagement des souffrances pouvant prendre la forme de pratiques de sédation ;
- la dignité d'une personne peut, certes, être appréciée diversement, mais elle reste un caractère intrinsèque de toute personne ;
- la personne bien portante, lorsqu'elle revendique un "Droit à mourir" dans certaines circonstances, ignore quelle sera sa réaction face à la maladie et à l'approche de la mort : la volonté d'en finir perd souvent de sa force à l'instant du choix réel ;
- les malades en fin de vie, très vulnérables à l'angoisse manifestée par leurs proches, peuvent souhaiter épargner leur entourage par une demande peu conforme à leur désir profond ;
- les personnes privées d'affection, voire abandonnées, peuvent céder au syndrome de la "charge" qu'ils peuvent représenter pour les autres ;
- la justification légale de l'euthanasie, fût-ce dans des cas très limités, serait de nature à porter atteinte à la crédibilité des soins palliatifs ou à privilégier des impératifs économiques ou de gestion hospitalière ;
- l'expression ambiguë "d'aide au suicide" occulte le fait que c'est bien un tiers qui dispose d'une vie, autre que la sienne.

Une position qui plaide pour le maintien de la législation actuelle, dans laquelle l'euthanasie est qualifiée, soit d'homicide volontaire, soit d'assassinat, soit, encore, de non assistance à personne en danger. Une position qui, toutefois, ne se veut ni intransigeante, ni fermée face à certaines réponses médicales, en situation de grande détresse, en comprenant l'éventuelle indulgence de la justice, lorsqu'elle est saisie.

...LES DONNEES DU DEBAT

2 - Mourir dans la dignité implique un nouveau droit, qui doit être reconnu à qui en fait la demande

Une demande fondée sur un refus de la déchéance physique et intellectuelle de la personne, et une maîtrise de la fin de vie, en faisant valoir que :

- chacun est seul juge de la qualité de sa vie et de sa dignité. La dignité est une convenance envers soi, que nul ne peut interpréter ;
- une demande d'assistance à une mort consentie, ou une demande d'euthanasie active, reste l'ultime espace de liberté auquel chacun a droit.
- s'il est vrai que nul n'a le droit d'interrompre la vie d'un autre, qui n'en n'aurait pas exprimé le désir, de la même façon, personne ne peut obliger quelqu'un à vivre. D'où la revendication d'un "Droit à mourir", sans remise en cause des soins palliatifs ;
- la tentative de suicide n'étant pas condamnable par la loi, l'assistance, par un tiers, à la mort consentie ne devrait pas être incriminable ;
- la demande d'interruption de vie n'est pas un acte médical mais culturel relevant de la liberté individuelle. Elle doit être lucide, réitérée et libre. Elle est toujours révocable, afin de protéger la liberté individuelle et l'autonomie de la personne ;
- le "Droit à mourir" dans la dignité s'inscrit, impérativement, dans le cadre de l'assistance apportée à un patient en fin de vie, en l'absence de toute solution thérapeutique ;
- la reconnaissance d'un "Droit à mourir" n'impose, à quiconque, aucune obligation d'y répondre, la clause de conscience gardant son caractère impératif ;
- l'absence, raisonnable, de solutions pour apaiser des souffrances, physiques ou psychologiques, intolérables, devrait être corroborée par le médecin traitant et par un autre soignant.

De manière à faire évoluer le débat et tenter d'articuler et de respecter ces deux positions, reflet de la société française, un concept "d'euthanasie d'exception" permettrait d'envisager que, ce qui serait interdit au plan des principes, pourrait être possible à titre exceptionnel au nom de la solidarité humaine et de la compassion.

FŒTUS ET EMBRYONS

La démocratie sanitaire en action

Saisie, en dernier recours, après le rejet, en première instance et en appel, de demandes d'inscription à l'état-civil d'enfants décédés en deçà des limites admises pour cette reconnaissance (22 semaines d'aménorrhée ou un poids minimal de 500 grammes), la Cour de Cassation a, par trois arrêts du 8 Février 2008, relancé le débat, à la fois, sur l'approche identitaire de l'embryon et du fœtus sans vie, et sur l'accueil et l'accompagnement dont ils peuvent être appelés à bénéficier.

Pour la médecine, de l'embryon au fœtus, puis au nouveau-né, il existe des états et des stades, dont les frontières sont plus académiques que soumises à des critères validés par tous. En revanche, pour les parents, quel que soit le stade d'évolution, il s'agit bien, toujours, de leur enfant en devenir. De cette différence d'approche résultent des divergences identitaires et de comportements, sources d'attitudes médicales et sociétales, difficilement compréhensibles pour des parents confrontés à la perte de l'espoir d'une nouvelle vie.

En l'absence de dispositions officielles pleinement satisfaisantes, c'est dans la relation soignants-patients qu'ont été recherchés des éléments de réponse, propres à suppléer l'absence de reconnaissance juridique et sociale d'êtres humains potentiels morts-nés, rabaissés, un peu vite, au rang de "déchets hospitaliers". Il a été, ainsi, possible de faire adopter, par consensus, des rituels de recueil de fœtus, voire d'embryons, ainsi que des rituels funéraires visant à reconnaître leur dimension humaine, dans une démarche d'accompagnement collectif des soignants et des parents.

Il reste que la décision de la Cour de Cassation peut présenter, pour certains, le risque d'attribuer, à tous les fœtus, un même statut qui pourrait conduire à assimiler fœtus sans vie et fœtus viables, et, par glissement conceptuel, remettre en cause le droit à l'interruption de grossesse, dès lors assimilable à un homicide. La société se trouve, ainsi, de facto, devant la nécessité d'une réflexion éthique, dans le cadre d'un débat sur les symboliques…alors qu'un décret d'Août 2008 prolonge la décision de la Cour de Cassation.

3 – Le refus d'une autre vie

Le refus de la vie, ce n'est pas, seulement, le désir de mettre fin à sa propre vie. Ce peut être, aussi, le refus de donner la vie, dans le cadre d'une interruption volontaire de grossesse. Légalisée, sous certaines conditions, en France, depuis 1975, l'interruption volontaire de grossesse (IVG) provoque toujours des débats passionnels et passionnés. C'est ce même caractère passionnel qui impose au médecin, directement concerné par ce problème, d'être attentif au sens et aux termes de la loi, afin d'orienter au mieux les patientes concernées. Même si, en faisant appel à la clause de conscience, reconnue par la loi, un médecin refuse de pratiquer une interruption de grossesse, il a le devoir d'informer et d'orienter la patiente vers un centre qui pourra la prendre en charge. Cette disposition souligne combien la question du droit des patients (en l'occurrence des patientes) prime dans la prise de décision et la gestion de cette pratique.

IVG : c'est la patiente qui décide, en dernier ressort

Le Code de la Santé Publique prévoit qu'une femme enceinte peut demander à un médecin d'interrompre sa grossesse, en cas de situation de détresse. La loi ne spécifie pas la nature de cette détresse, mais il est clair qu'il faut entendre, par là, toute détresse, aussi bien psychologique, sociale, économique... C'est la femme qui évalue la situation, avec son conjoint s'il est présent, mais, en dernier ressort, c'est elle qui exerce son choix en confirmant ou non sa demande. C'est un point de débat éthique majeur, encore aujourd'hui, dans la mesure où si certaines IVG s'inscrivent dans une réelle souffrance psychique (enfants non désirés, femmes victimes), d'autres sont liées à des problématiques économiques incluant le revenu, le logement, l'incapacité matérielle à accueillir un enfant...

Lors du débat au Parlement, l'importance et le caractère particulier du projet, avaient été largement évoqués, en soulignant que :
* l'acte d'interrompre officiellement une grossesse, dans un centre agréé, était un geste médical, qui avait pour but de préserver la santé de la femme, voire sa vie et ses capacités de procréer ultérieurement, afin de lutter contre des pratiques dangereuses et des trafics mercantiles d'IVG clandestines ;
* l'interruption volontaire de grossesse était une décision grave, qui dépendait, en dernier ressort, de la personne directement concernée ;
* cette décision devait être prise, de manière libre et éclairée, après réflexion et hors de toute pression, y compris de la part du conjoint ;
* l'IVG devait rester exceptionnelle.

IMG et ISG

Si, en cas de grossesse gémellaire, l'un des jumeaux se révèle atteint d'une pathologie incurable, il est possible à la future mère de solliciter un arrêt de vie fœtale du jumeau atteint, en procédant à une interruption sélective de grossesse (ISG).

Il n'existe pas de législation spécifique pour la pratique d'une ISG. C'est donc par analogie avec l'IMG, en application de la même procédure, qu'elle est réalisée, alors qu'au sens strict, ce n'est pas la grossesse qui est interrompue, mais la vie du seul fœtus atteint, le jumeau sain poursuivant son processus normal de développement.
Toutefois, d'éventuelles complications majeures doivent être prises en compte, l'intervention pouvant entraîner la perte des fœtus (rupture des membranes, fausses couches...), ou un accouchement prématuré, avec parfois des séquelles graves pour le jumeau sain. C'est pourquoi, alors que la signature, par la patiente, du constat de consentement éclairé n'est pas requise, par la loi, pour une IMG, un grand nombre de centres habilités à pratiquer cette intervention la préconisent pour l'ISG. Une démarche significative de l'intensité de l'engagement exigé des professionnels, mais, aussi, de la patiente, face aux risques encourus.

Il est, en effet, de la responsabilité de la patiente de demander une interruption de grossesse pour anomalie fœtale. Pour être en mesure de l'assumer, il lui est indispensable de disposer d'une double information, à la fois technique et psychologique.
Une information technique des possibilités, thérapeutiques et palliatives, qui s'offrent à elle suite au diagnostic anténatal, avant d'envisager une possibilité d'interruption médicale de grossesse. Nombreuses sont les femmes qui n'imaginent pas avoir le droit d'interrompre leur grossesse, alors que d'autres estiment que c'est à la mère - car c'est elle qui élèvera l'enfant - de décider, du droit ou non de donner la vie à cet enfant ou de la lui refuser.
Une prise en charge psychologique, au moment du diagnostic ainsi que tout au long des différentes étapes (grossesse avec un fœtus mort in utero, accouchement, accueil des jumeaux, devenir du fœtus mort, rites funéraires...), le vécu d'une pathologie incurable pouvant entraîner, chez les parents, une sensation d'échec, un deuil pathologique et une fragilisation lors d'une grossesse ultérieure.

C'est sur ces bases qu'ont été établies les règles du consentement nécessaire avant une éventuelle intervention. La femme qui demande à y recourir doit, au préalable, recevoir une information complète et adaptée en matière de contraception, et solliciter une entrevue auprès d'un service social, de façon à bénéficier, aussi, d'un avis, autre que médical, lui permettant d'étudier les alternatives et d'envisager la possibilité de garder l'enfant.
L'intervention doit être pratiquée par un médecin, dans un service hospitalier, aussi tôt que possible, et, au plus tard, dans un délai, fixé par la loi du 4 juillet 2001, de 12 semaines de grossesse (14 semaines d'aménorrhée -SA-) avant toute intervention,. La prolongation de deux semaines du délai préalable (fixé, en 1975, à 10 semaines de grossesse), s'explique par la nécessité de prendre en compte les quelque 2000 femmes se présentant à des dates limites (9 ou 10 semaines) et ne pouvant plus (faute de place et de délais) être prises en charge, et leur éviter, ainsi, de rechercher une solution hors des frontières, dans des pays offrant une législation plus souple. Elle a permis, aussi, d'harmoniser la loi française avec celle d'autres Etats européens, dont l'Allemagne, l'Autriche, la Belgique, et le Luxembourg.

IMG : un encadrement rigoureux

Le caractère volontaire de la démarche rejoint l'impératif médical, lorsqu'il s'agit, soit de sauver la vie de la mère, soit d'éviter de donner la vie à un enfant atteint d'une affection d'une particulière gravité. L'indication pour "sauvetage maternel" était antérieure à la loi du 17 janvier 1975, qui a officialisé, encadré et structuré la pratique de l'interruption médicale de grossesse (IMG), en y ajoutant l'indication pour pathologie fœtale.

La procédure suivie est différente selon qu'il s'agit, soit de préserver la vie de la mère, soit de donner la vie à un enfant que l'on sait devoir être gravement handicapé :
* s'il s'agit de préserver la vie de la mère, le risque doit être attesté par deux médecins d'une équipe pluridisciplinaire, exerçant dans un établissement agréé (Code de Santé Publique). Il est recommandé d'y joindre une personne "qualifiée", assistante sociale ou psychologue, tenue au secret professionnel. La patiente ou le couple concerné peut être entendu par les membres de cette équipe.
* s'il existe une forte probabilité que l'enfant à naître soit atteint d'une affection d'une particulière gravité, reconnue comme incurable au moment du diagnostic, l'équipe pluridisciplinaire est alors celle du centre pluridisciplinaire de diagnostic prénatal, à laquelle peut s'associer un médecin choisi par la patiente.

Dans l'un et l'autre cas, la notion de délai de réflexion ne figure pas dans la loi. De fait, le délai d'intervention est celui requis par l'évaluation de santé, maternelle ou fœtale, et, dans un certain nombre de cas, il peut s'agir d'une réelle urgence pour la vie de la mère. D'autre part, aucune durée d'évolution de la grossesse n'est fixée pour son interruption pour motif médical, et elle peut être pratiquée à "toute époque". Dans tous les cas, la décision finale incombe à la personne enceinte, et à elle seule.

La question latente est celle des critères légitimant une décision médicale d'arrêt de grossesse. Pour les causes médicales liées à la préservation de la vie de la mère, la question fait peu débat, la médecine privilégiant la personne "présente", en l'occurrence la mère. En revanche, pour l'atteinte fœtale, la question sous-jacente est lourde et rejoint celle de l'acceptation du handicap dans notre société. Certains, y compris des praticiens, bien que non opposés à l'IVG, redoutent le glissement d'une société qui, faute de structures suffisantes d'accueil d'enfants handicapés, inciterait, avec beaucoup de non-dits, les parents à une pratique plus systématique de l'IMG. Une autre question, que l'on évite trop souvent de poser, tant du côté médical que parental : quelle qualité de vie peut être garantie à des êtres, certes porteurs de signes de vie, mais dont il est, parfois, difficile d'évaluer le niveau de conscience et les capacités d'autonomie ? Ce serait prendre le risque d'ouvrir une boîte de Pandore, et il faudrait, alors, en débattre publiquement.

Mais, ce serait, aussi, une façon plus réaliste de prendre la dimension de la question … à défaut de pouvoir y apporter des réponses adaptées.

L'Ethique médicale :
la réponse
d'un exercice responsable
de la médecine

La Démocratie sanitaire : un concept d'une grande fragilité

Arrivés au terme de cet inventaire, il est clair que le feuilleton de la Démocratie sanitaire n'en est, encore, qu'à ses balbutiements. Certes, la notion de consentement du patient est, désormais, omniprésente, tout au long des différents parcours de santé. Certes, les associations de patients ont trouvé là un nouveau champ d'action pour faire entendre leur voix dans le vaste champ d'évolution de la santé. Il est pourtant à craindre, après ces premières années de mise à l'épreuve, que l'exercice a trouvé ses limites, et que la Démocratie sanitaire ne soit, en réalité, qu'un leurre, tant dans sa conception que dans sa mise en œuvre.

Et d'abord, en raison de l'ambiguïté de l'expression, elle-même. La tentation est grande, en effet, de voir, dans la Démocratie sanitaire, l'exercice d'un pouvoir personnel de décision du patient, face au pouvoir médical, ainsi qu'il résulte (comme on l'a vu), du principe d'autonomie absolue du patient, en vigueur aux Etats-Unis. Or, la loi du 4 Mars 2002, dite "Loi de Démocratie Sanitaire", doit son appellation à la nécessité ressentie par le législateur de codifier les droits - et, accessoirement, les devoirs - du patient dans le domaine de la santé, ainsi que les règles de la prise de décision médicale. Objectif d'autant plus louable, en regard de la complexité croissante de la pratique médicale et de la volonté de faire participer les patients aux choix de décisions les concernant. Mais, on le voit bien, à travers le fonctionnement, quelque peu aléatoire, du principe de recueil de consentement, la loi ne répond que partiellement aux attentes, aux demandes et au besoin de protection des patients.

A travers le rituel mis en œuvre, le patient ne bénéficie guère que des apparences de la démocratie. Au mieux, les éléments de l'information, du débat et du choix, préalables à la prise de décision, sont formellement présents. Mais qu'en est-il de la capacité réelle du patient à comprendre et à exercer ses droits ? Le politique l'emportant sur la réalité des pratiques, le législateur a, dans un même temps, cherché à faire du patient, "sujet-objet", un "sujet-acteur". C'était oublier que si la santé est un droit inaliénable, sa préservation et sa gestion requièrent le concours de savoirs et de techniques qui relèvent de la compétence, plus que d'un droit statutaire.

Associer les patients, rechercher la co-décision, c'est l'essence même de la démarche médicale, une démarche qui s'inscrit dans la reconnaissance d'une évolution complexe, mais qui n'en reste pas moins difficile à construire. On conçoit sans peine – et c'est hautement souhaitable - que dans un domaine ne faisant appel qu'aux seules qualités intrinsèques à la personne, un dialogue puisse s'instaurer, d'égal à égal, une voix en valant une autre. Mais peut-il en être de même lorsque, comme en matière de santé, les données de base de la décision démocratique sont fondamentalement altérées par l'inégalité du savoir, la pression de la maladie, l'urgence de la décision… sans compter l'éventuel refus de choisir, du patient, et sa volonté de s'en remettre à "celui qui sait". Alors, certes, il faut instaurer le dialogue, des actions d'éducation à la santé, le partage des savoirs et des décisions, mais il faut, aussi, en dire les limites, et rappeler que la mission du soignant est, aussi, de savoir décider pour l'autre.

Comment prétendre à un partenariat reposant sur le déséquilibre entre une responsabilité assumée (celle du médecin), et un consentement qualifié "d'éclairé", mais dont on sait qu'en raison du contexte particulier (pression de la maladie, insuffisances et inadéquation de l'information, urgence de l'intervention médicale) , il est souvent davantage formalisé -voire présumé- que délibéré ? Le concept de démocratie sanitaire relève de la même fragilité que la relation médecin-patient, elle-même.

Vers une dépréciation, programmée, de la confiance ?

Si la loi de Mars 2002 et les lois de bioéthique qui l'ont suivie, ont eu pour objectif d'assurer le respect des droits du patient et la protection de la personne, un autre effet - incontrôlé, celui-là – a été d'enfermer la pratique médicale dans un véritable carcan juridique, qui fonde, désormais, la relation médecin- patient.

L'instrumentalisation qui a été faite du consentement, recherché auprès du patient, est caractéristique, à cet égard. Les procédures d'information du patient ont, aujourd'hui, autant pour objectif de l'éclairer, mais tout autant de fournir, aux professionnels et aux institutions impliqués dans un acte médical, la preuve de leur bonne pratique, en cas de litige avec le patient ou ses représentants, à l'issue d'un traitement. La relation de soins se situe, ainsi, désormais, dans l'esprit d'une médecine *légale,* avec recherche de preuve opposable en justice. La notion de confiance, réputée être à la base de la relation médicale, est, on le voit, quelque peu étrangère à ce nouveau comportement.

Ce souci de conformité avec la loi est d'autant plus présent que, parallèlement, la pratique médicale est l'objet d'une exigence, toujours plus forte, de recherche de perfection, allant jusqu'au refus du risque, en feignant d'ignorer qu'il est, par essence, toujours inclus dans la pratique elle-même. La survenue de l'aléa est, dès lors, souvent confondue avec la faute, entraînant une recherche de causalité qui impliquerait une responsabilité professionnelle.

Répondant à une régulation par une autre, la profession médicale s'est préoccupée de créer des références de bonnes pratiques, sur le modèle de l'EBM (*Evidence based medicine).* Développée dans le monde anglo-saxon, avec l'objectif de normaliser diagnostics et thérapeutiques en fonction de données préétablies, la méthode peut conduire des soignants à hésiter à engager leur responsabilité en sortant des "protocoles", même s'ils estiment qu'une autre option de traitement, moins validée, serait plus pertinente pour un patient donné. C'est, en fait, la négation de ce qui, depuis toute éternité, fait, de l'exercice de la médecine, un art à part entière : l'expérience et l'intuition liées au sens clinique. C'est ce que dénie cette course au référentiel, et cela sans qu'il ait été massivement prouvé que l'état de santé de la population en ait été tant soit peu amélioré, et, encore moins, que la démarche ait permis de répondre aux attentes réelles des patients.

Réponse, avant tout, à une préoccupation sécuritaire la "robotisation" de l'exercice médical ne peut être qu'une caricature de la démocratie sanitaire. La faculté "d'écoute" du médecin doit pouvoir l'emporter sur un choix thérapeutique "scientifiquement" rationnel, le patient vivant mieux avec un traitement parfois moins validé, mais adapté à son mode de vie. C'est bien la confiance et le confort du malade qui sont, d'abord, recherchés. Le médecin est alors l'arbitre entre des arguments théoriques (fondés sur des publications, des données scientifiques, des normatives et des contraintes législatives et réglementaires), et des arguments pratiques et humains (l'aptitude du patient à savoir ou non, à choisir ou non, sa capacité à accéder à un soin, à en respecter les modalités d'application, son degré acceptabilité, l'habitude d'une équipe sur laquelle repose aussi la compétence).

Conscients du danger représenté par le règne des normes, certains organismes ont cherché à relativiser la référence normative, pour ne l'utiliser qu'à bon escient. Le *National Cancer Institute* et la *National Library of Medicine* ont, ainsi, conçu la réalisation d'un guide thérapeutique prenant en compte chaque type de cancer, mais en insistant sur la nécessité de faire la part entre, d'un côté, l'expérimental et le scientifique, et, de l'autre, l'expérience clinique. Cette approche permet de rappeler que la personne malade a une histoire, une conception de la vie, des croyances… toutes choses qui rendent sa demande de soins complexe. Et c'est au médecin qu'il appartient de s'interroger sur les réponses qu'il est en mesure d'apporter.

Face à de nouveaux questionnements

La loi de Démocratie sanitaire a permis une reconnaissance et une évolution des droits des patients dans la pratique médicale et a modulé la relation médecin-malade. Les enjeux ont été posés et des réponses ont été données, ou sont en voie de l'être, aux questions évoquées dans ce cadre.

Désormais, c'est des questionnements d'une autre dimension et d'une tout autre nature touchant davantage à l'essence même de la médecine, et à la façon dont tout un chacun pourra faire usage du fait médical, y compris hors de la relation de soins qu'il faut poser. Deux types principaux de problèmes tenant, les uns, aux conditions matérielles d'exercice de la pratique médicale, les autres, au contenu, même, de cette pratique appellent, en effet, à une nouvelle approche éthique en matière de santé.

Le premier défi concerne l'évolution inéluctable des modes d'exercice de la médecine. Elaboré par le législateur sur la base d'une conception traditionnelle des rapports du patient avec "son" médecin, le principe même de la Démocratie sanitaire est, dès le départ apparu en décalage avec la réalité des faits. L'évolution de la société, celle des conditions de vie et de la place faite à chacun, celle, aussi, des modalités d'exercice de la médecine… tout contribue à rompre la dualité du rapport médecin – malade, dans un lieu de prise en charge unique. Le patient, seul élément permanent, est désormais confronté à de multiples interfaces, au rythme de l'évolution du traitement dans un carrousel de soins démultipliés, au sein de structures réaménagées en fonction de critères technologiques et économiques, et surtout étrangères à son environnement quotidien. Comment concevoir que, dans ce manège infernal, le patient ait la latitude d'établir, ne serait-ce qu'une amorce de dialogue, avec un interlocuteur parfois quasi-impossible à identifier ?

Trois évolutions de fond sont à intégrer :

* l'inadaptation, de plus en plus flagrante, de la carte d'implantation territoriale de l'offre de santé. Assurer, à chacun, des droits d'accès aux soins de qualité équivalente devient de plus en plus problématique, en raison de graves distorsions tenant, à la fois, à une dégradation quantitative et qualitative de la structure professionnelle, autant qu'à une sérieuse distorsion dans son implantation sur l'ensemble du territoire. A de véritables "déserts médicaux", s'opposent des zones surdotées - voire très surdotées - le reste

bénéficiant d'une couverture médicale plus ou moins satisfaisante . C'est, en fin de compte, la définition du système de soins qui est, dès lors, mise en cause et la part que doivent prendre les pouvoirs publics à son organisation.

* l'extrême spécialisation et sophistication de l'exercice même de la médecine, qui conduit à la parcellisation de l'acte médical entre plusieurs acteurs appelés à intervenir, ensemble ou successivement, au cours du traitement. Le législateur a, certes, souhaité, dans ce contexte d'errance médicale, redonner au patient des éléments stabilisateurs, en imposant, à chaque patient, un "médecin-traitant", véritable coordinateur d'un suivi médical cohérent. Encore faudrait-il qu'il ait les moyens de sa mission et, surtout, la confiance d'un patient de plus en plus sensible aux chants de sirènes vantant les vertus miraculeuses, tant de nouvelles médecines que de nouvelles technologies. Quant au dossier-médical personnalisé – conçu, à la fois, pour être l'élément cohérent de ce suivi, et, en même temps, rendre au patient l'illusion de la maîtrise de la conduite de sa propre santé - les derniers avatars ayant marqué les tentatives de son installation ont conduit à reconsidérer, à la fois, son contenu et son fonctionnement.

* l'irruption, dans les pratiques courantes, de la médecine à distance et de la télémédecine, qui marque le dépassement, voire l'effacement de toutes les frontières : psychologiques (le patient établissant un lien direct, libéré de toute contrainte, avec l'expression du savoir médical, via Internet) et géographiques, voire géo-politiques, la télémédecine redonnant la primauté à la technique, aux dépens de la dimension humaine, jugée, souvent, fondamentale, dans la réussite médicale, notamment dans les interventions les plus lourdes.

Le second défi lancé au respect des principes de la Démocratie sanitaire est lié à la nature et à la possibilité d'évasion offerte aux patients et à la pratique médicale. La médecine réparatrice passe, en effet, progressivement, à une médecine re-créatrice, grâce au recours à la génétique, à la génomique et aux techniques de procréation. Domaines longtemps réservés à la recherche, et qui, aujourd'hui, sont appelés à conditionner le développement de la médecine thérapeutique, mais aussi prédictive et modificatrice.

Internet a déjà institué un état de "portes ouvertes" permanentes pour quiconque souhaite accéder à ces données génétiques. Un accès libre, sans contrôles ni préparation préalable, qui fait fi des principes de bienfaisance et de protection des personnes de la loi de Démocratie sanitaire, et les ravale au niveau d'accessoires. Un accès libre et universel qui, par delà les frontières, défie les lois et les règlements, et laisse à la libre conscience de chacun – patients et professionnels – le soin de choisir entre la voie du progrès et de l'évolution raisonnés et celle de toutes sortes de dérives, mettant en péril le sens même de l'humanité.

Sans parler du vieux rêve, plus que jamais poursuivi, d'une maîtrise totale de la vie et de la mort, trois exemples sont venus, tout récemment, illustrer la réalité de choix relevant moins d'une quête scientifique responsable que d'une recherche délibérée de l'aventure pour elle- même, sans prise en compte des conséquences pouvant en résulter sur le plan médical, ou, tout simplement humain :

* un essai de réalisation, en France, d'échographie à distance, exemple significatif de l'indifférence portée à la relation médecin-patient, dans le cadre d'un acte de soins courant et aisément accessible, désormais menacé de simple robotisation ;

* la mise sur le marché, aux Etats-Unis mais aussi en Belgique, d'embryons surnuméraires "d'origine et de qualité garanties" proposés, à des couples sélectionnés répondant à des critères de vie et de rapports sociaux préalablement définis par les adhérents du groupement d'aide à la procréation : une procédure que ne pourraient renier des tenants de l'eugénisme ;

* la mise au monde simultanée, en Californie, de huit enfants, par une jeune femme déjà mère de six autres enfants. Une conséquence de l'autonomie absolue de choix, de la part de la patiente, ou l'illustration d'une dérive du pouvoir médical ?

Il y a encore peu d'années, les "autorités compétentes" s'interrogeaient sur la nécessité d'une formation, pour les acteurs de la santé, à la réflexion éthique. Depuis, les comportements ont quelque peu évolué : de nombreux comités et espaces éthiques sont venus accompagner, dans les structures hospitalières, les activités médicales, tandis que les pouvoirs publics se préoccupaient d'éducation à la santé des patients. La phase suivante sera, on peut l'espérer, une prise en charge programmée des futurs professionnels à l'Université.

Cet ouvrage prouve abondamment que la formation des professionnels de santé et des patients à la réflexion à l'éthique médicale est, plus que jamais, la réponse incontournable à des tentatives constantes de dérives que la loi, seule, parvient mal à maîtriser. Mieux : l'éthique médicale, dans sa dimension universelle, est la seule réponse aux nouveaux défis que doit relever la Démocratie sanitaire.

Paris, Février 2009

L'HARMATTAN, ITALIA
Via Degli Artisti 15 ; 10124 Torino

L'HARMATTAN HONGRIE
Könyvesbolt ; Kossuth L. u. 14-16
1053 Budapest

L'HARMATTAN BURKINA FASO
Rue 15.167 Route du Pô Patte d'oie
12 BP 226
Ouagadougou 12
(00226) 76 59 79 86

ESPACE L'HARMATTAN KINSHASA
Faculté des Sciences Sociales,
Politiques et Administratives
BP243, KIN XI ; Université de Kinshasa

L'HARMATTAN GUINÉE
Almamya Rue KA 028
En face du restaurant le cèdre
OKB agency BP 3470 Conakry
(00224) 60 20 85 08
harmattanguinee@yahoo.fr

L'HARMATTAN CÔTE D'IVOIRE
M. Etien N'dah Ahmon
Résidence Karl / cité des arts
Abidjan-Cocody 03 BP 1588 Abidjan 03
(00225) 05 77 87 31

L'HARMATTAN MAURITANIE
Espace El Kettab du livre francophone
N° 472 avenue Palais des Congrès
BP 316 Nouakchott
(00222) 63 25 980

L'HARMATTAN CAMEROUN
Immeuble Olympia face à la Camair
BP 11486 Yaoundé
(237) 458.67.00/976.61.66
harmattancam@yahoo.fr

Achevé d'imprimer par Corlet Numérique - 14110 Condé-sur-Noireau
N° d'Imprimeur : 76564 - Dépôt légal : janvier 2011 - *Imprimé en France*

www.ingramcontent.com/pod-product-compliance
Lightning Source LLC
LaVergne TN
LVHW051358061026
849535LV00009B/3254